Klaus Oberbeil

Gesundheit aus der Natur

Biostoffe

Mit Vitaminen, Mineralien, Spurenelementen, Enzymen
und Bioflavonoiden viele Krankheiten heilen

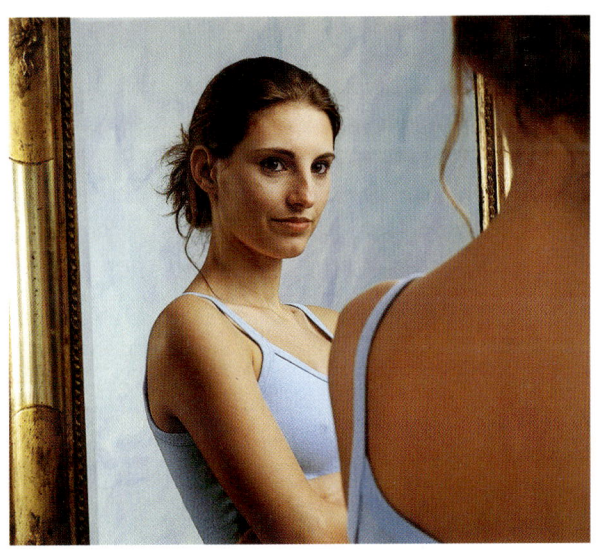

Südwest

Inhalt

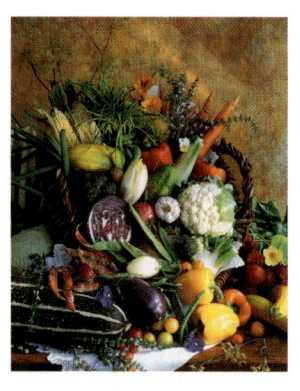

Fitness aus der Natur: Frisches Obst und Gemüse sind die Grundlage einer gesunden Ernährung.

Jung durch Biostoffe

Iss dich schlank

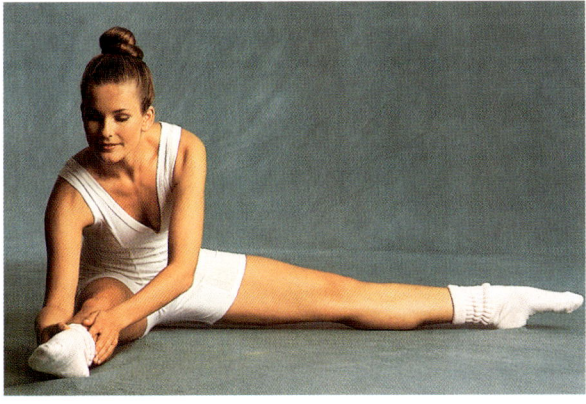

Ganz ohne An-strengung geht es nicht – auf dem Weg zur Traum-figur.

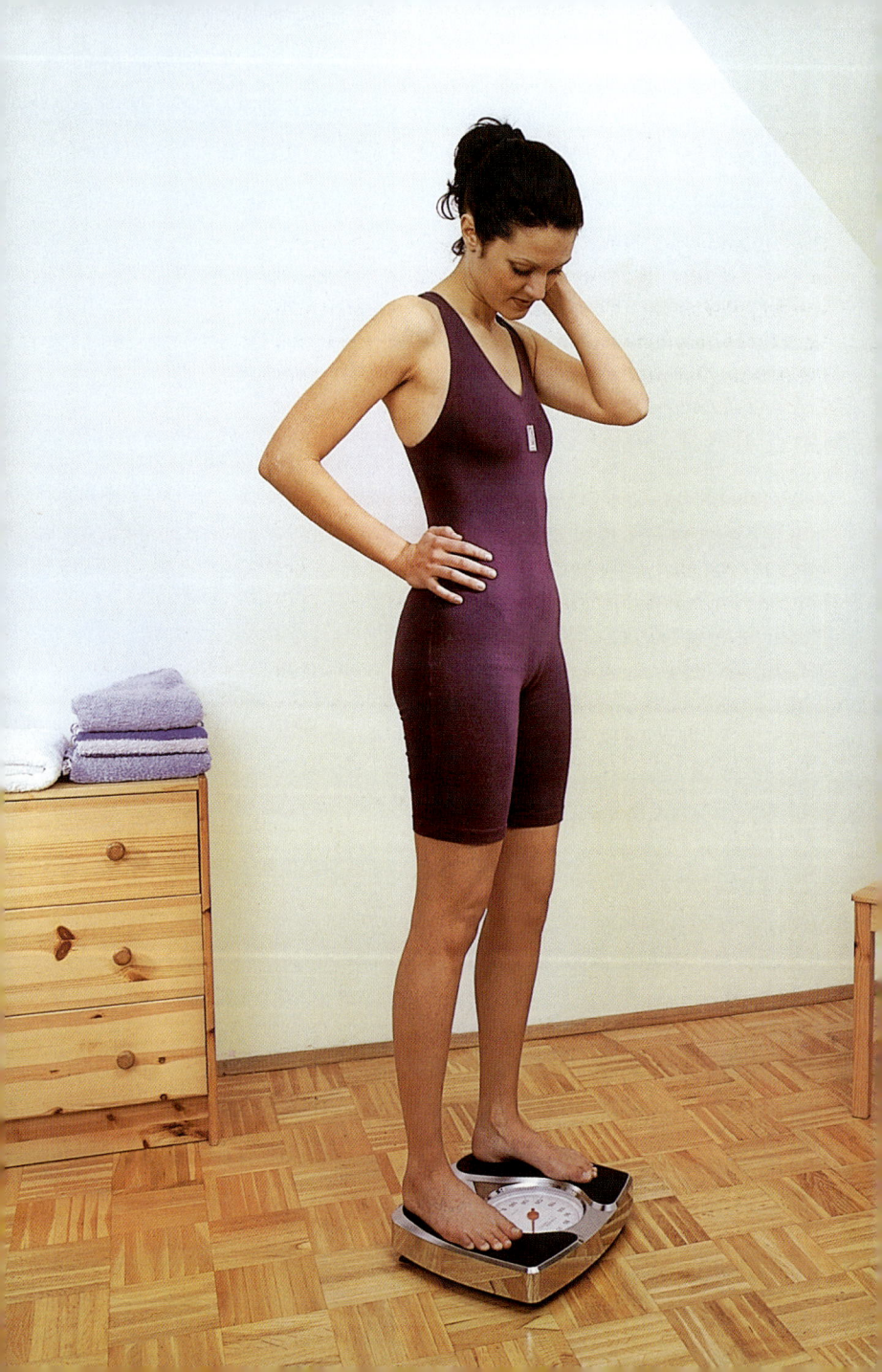

Schön durch Biostoffe

Die Gerontologen (Altersforscher) wundern sich immer häufiger darüber, dass Menschen 80 oder 90 Jahre alt werden, obwohl sie sich katastrophal ernähren. »Bei richtiger Ernährung könnten die alle locker über 100 werden«, meinen sie. Dies sind keine Mutmaßungen, sondern das Ergebnis der neuesten wissenschaftlichen Forschung.

Fit durch gesunde Ernährung

»Wer mit 50 Jahren aussieht wie 50, ist selbst schuld«, behaupten Physiologen. Und: »Mit 50 Jahren aussehen wie 35 oder mit 60 Jahren wie 45, ist ganz einfach.«

Für die Natur gibt es nur die einfachen Kategorien jung und alt. Es gibt nur junge oder alte Körperzellen. Alle Krankheitssymptome, ob Magenbeschwerden oder Konzentrationsstörungen, ob Hautausschlag oder Haarausfall, lassen sich auf die Alterung von Körperzellen zurückführen.

Die Natur als Vorbild

Die natürliche Umwelt des Menschen verhält sich in diesem Sinn vorbildlich. Weil beipielsweise (wilde) Tiere sich stets physiologisch richtig ernähren, bleiben sie bis an ihr Lebensende schlank, und sie behalten auch ihr schönes Fell, Feder- oder Schuppenkleid. Sie bleiben somit praktisch bis in ihre letzte Lebensphase hinein jung. Ähnliches gilt auch für Pflanzen.

Nur die Menschen mit ihrer unnatürlichen Lebensweise werden zwar immer älter, sind aber oft schon vorzeitig gealtert.

Selbst ein Herzinfarkt, Krebs, die Alzheimerkrankheit oder ein Darmverschluss ist im Prinzip nichts anderes als die Folge vorzeitig gealterter Zellkolonien.

Aminosäuren – biologische Jungbrunnen

US-Wissenschaftler haben jetzt die Jungmacher unter den Biostoffen entdeckt. Dabei kommt es vor allem darauf an, das Kollagen (und damit das Bindegewebe) neu aufzubauen. Wenn das Bindegewebe der Haut nicht ständig mit bestimmten Biostoffen gefüttert wird, dann lagern sich dort Proteine (Eiweiße) und ranzige Fette (z. B. Cholesterin) als mehr oder weniger harte Strukturen ab und bilden Altersflecken, Falten, Runzeln oder Krähenfüße. Für den Neuaufbau von jungem Bindegewebe braucht der Stoffwechsel die Aminosäuren Prolin, Lysin und Glyzin. Enthalten sind sie insbesondere in Milch, Käse, Fisch, Geflügel, Rindfleisch, Lamm und Hülsenfrüchten. Für das Verschweißen dieser Eiweißstoffe zu Kollagenmolekülen wird viel Zink als Enzymrohstoff benötigt. Der Aufbau von Bindegewebe erfordert einen enormen Kraftaufwand. Für jede einzelne der Billionen Biosynthesen werden große Mengen Vitamin C verbraucht.

Das Bindegewebe der Haut sollte ausreichend mit Biostoffen versorgt werden, um die Bildung von Falten, Runzeln und Altersflecken zu verhindern.

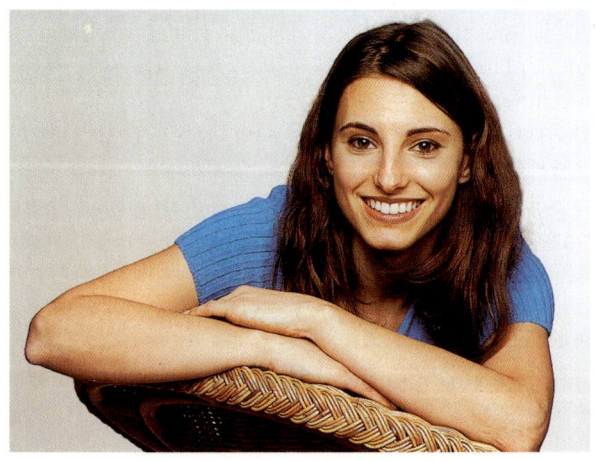

Schönheit kommt von innen – und das bedeutet, dass die Ernährung einen maßgeblichen Anteil am guten Aussehen hat.

Kollagen – Schlüssel zur straffen Haut

Das A und O einer straffen, jugendlichen Haut ist das Kollagen, ein stark quellender Eiweißkörper im Bindegewebe, der die Haut glatt und fest macht; kränkelndes Kollagen führt zu Falten. Das Bindegewebe der Haut befindet sich 24 Stunden am Tag in einem ständigen Auf- und Abbauprozess. Es kann vormittags viel fester sein als abends – auch wenn dies gar nicht auffällt.

Beeinflusst werden diese negativen oder positiven Hautprozesse hauptsächlich durch die Ernährung. »Entscheidend ist«, so sagen die Dermatologen (Hautärzte) heute, »Abbauprozesse zu stoppen und Aufbauprozesse massiv zu unterstützen.« Dann lässt sich der Zustand der Haut bereits innerhalb von 60 bis 90 Tagen wesentlich verbessern.

Der Zustand einer geschwächten Haut kann sich in wenigen Wochen verbessern. Allerdings muss die Stimulation von innen her geschehen, äußerlich aufgetragene Cremes nützen hierbei wenig.

Aufbau und Funktion von Kollagen

Kollagen gibt dem Bindegewebe seine dehnbare Festigkeit, nicht nur in der Haut, sondern überall im Körper, auch in den Organen. Entscheidend für die Schönheit der Körperhaut ist, dass Kollagen teilweise als Speicher für Aminosäuren dient. Bei Eiweißmangel, aber auch bei anderen Nährstoffdefiziten – speziell von Zink und Vitamin C – oder bei der Einnahme von Kortisonpräparaten holt sich der Körper Eiweißreserven aus dem Bindegewebe bzw. Kollagen. Dabei ist der Kollagenabbau dort am größten, wo am meisten Kollagen vorhanden ist: in den Knochen und in der Haut.

Kollagen besteht aus langen Ketten von weißen Fasern, deren Moleküle mehr als 1000 Aminosäuren oder 16 000 Atome enthalten. Die Moleküle anderer Proteine bestehen meist nur aus 10, 20 oder höchstens ein paar hundert Aminosäuren.

Kollagenfasern – fester als Stahlseile

Kollagenfasern sind das mit Abstand solideste und festeste Baumaterial der Welt. Sie sind weitaus widerstandsfähiger als Stahlfasern von derselben Dichte. Erstaunlicherweise bestehen diese Fasern aus nur zwei Aminosäuren, nämlich Prolin bzw. Lysin und Glyzin. Der Trick der Natur: Sie hat die Großmoleküle zu langen, linksgedrehten Spiralen aufgezwirbelt und jeweils drei von ihnen mit rechter Drehung ineinander verknüpft. Das Ganze wird dann noch durch enorm reißfeste, dehnbare Elastinfasern zusammengeschweißt. Auf diese Weise entsteht z. B. im Gesicht unter der Oberhaut eine absolut feste, glatte Schicht, die Druck abfedert und sich – wenn wir lachen – gummiartig dehnt, sich aber sofort wieder zu ihrer ursprünglichen Glätte zusammenzieht.

Eine schöne und glatte Haut ist nicht nur jungen Menschen vorbehalten. Sie können mit einer eisen- und vitaminreichen Ernährung einer frühzeitigen Faltenbildung wirksam vorbeugen.

Biostoffe aktivieren die Kollagenproduktion

Bevor Prokollagen, der Stoffwechselvorläufer von Kollagen, aus den Bindegewebezellen ausgeschieden wird, bauen Vitamin-C-aktive Enzyme mit Hilfe von Eisen und Sauerstoff fleißig Eiweiß auf, speziell die Aminosäuren Prolin und Lysin. Diese Eiweißkörper werden in Massen vorgeformt, um anschließend mit Hilfe des Spurenelements Zink in das Kollagen eingebaut zu werden. Außerdem ist Vitamin C Träger von bestimmten Sulfatgruppen (Dermatin- bzw. Hautschwefel), dem Gel für die weiche Grundsubstanz unserer Haut. Schwefelarme Haut ist trocken und spröde.

Um die Haut zu verjüngen, müssen die Bindegewebezellen motiviert werden, viel Prokollagen herzustellen. Dazu ist es wichtig, viermal am Tag frisches Obst zu essen; ideal sind Kiwis und Zitrusfrüchte.

Müsli für den Kollagenaufbau

Damit aus Prokollagen das neue Hautkollagen entsteht, wird Kupfer benötigt. Für eine ausreichende Kupferversorgung genügt täglich ein Müsli aus möglichst selbst gemahlenem Getreide wie Dinkel, Hafer, Gerste, Weizen, Roggen, Buchweizen und Grünkern. Auch Hülsenfrüchte wie Erbsen, Bohnen und Linsen sowie Schaltiere wie Schnecken, Muscheln und Austern enthalten reichlich Kupfer.

Das Spurenelement Eisen wird für den Kollagenaufbau ebenso benötigt. Eisenreiche Lebensmittel sind Leber, Herz, mageres Fleisch, grünes Blattgemüse, Vollkornprodukte und Hülsenfrüchte.

Außerdem braucht das Bindegewebe reichlich Eiweiß. Ideal sind Sojaprodukte, Fleisch, Fisch und Geflügel. Mit tierischen Produkten nimmt der Darm viel Kollageneiweiß auf, speziell die schwefeltransportierenden Aminosäuren Methionin und Zystein sowie Prolin und Lysin.

Zink – der Biostoff für frische Haut

Das Spurenelement Zink liefert die wichtigen Enzymbestandteile für den Aufbau einer frischen Haut. Damit unser Blut wieder größere Mengen von diesem Spurenelement an die Bindegewebezellen abliefert, können wir gar nicht zu viel Vollkornprodukte essen. Weitere sehr zinkreiche Nahrungsergänzungen sind Bierhefe, Weizenkeime, Weizenkleie und Kürbiskerne.

Wenn Sie sich reichlich mit den genannten Lebensmitteln versorgen, haben Sie alle wichtigen Biostoffe beisammen, die von Bindegewebezellen benötigt werden. Diese können somit – vor allem in der Nacht – unermüdlich neues Kollagen produzieren, um Ihre Haut jung und frisch zu erhalten.

Die Hautzellen benötigen ausreichend Vitamin C, Eiweiß, Zink, Schwefel, Eisen und Kupfer, um sich richtig regenerieren zu können. Sie sollten deshalb darauf achten, dass diese Biostoffe reichlich in Ihrer Nahrung vorhanden sind.

Gesunde Haut durch viel Bewegung

Durch viel Sport und Bewegung wie Jogging, Gymnastik oder Bergwandern können Sie selbst dafür sorgen, dass Ihre Haut noch lange jugendlich und frisch aussieht.

Genügend Bewegung und sportliche Betätigung – beispielweise Jogging oder Gymnastik – sind eine wichtige Voraussetzung, um den Aufbau des Bindegewebes anzukurbeln. Wichtig ist in diesem Zusammenhang die erhöhte Durchblutung des Bindegewebes. Neben der höheren Eiweißproduktion in den Kollagenzellen wird auch die Energieproduktion gesteigert. In der Praxis führen nämlich sowohl ein Mangel an bestimmten Nähr- und Biostoffen als auch eine ungenügende Sauerstoffzufuhr zum Erschlaffen der Stoffwechseltätigkeit im Bindegewebe.

Sie können dies beispielsweise nach einer anstrengenden mehrstündigen Wanderung selbst sehen, wenn Sie sich mit einem geröteten, frisch durchbluteten Gesicht vor den Spiegel stellen. Die Haut ist dann fester und straffer. Meistens sind die Augäpfel deutlich weißer und heller als sonst, was ebenfalls ein Zeichen für eine höhere Sauerstoffaufnahme ist.

Auch wenn Sie bei der Gymnastik noch keine so gute Figur machen, sollten Sie sich nicht entmutigen lassen. Hier gilt wie überall: Übung macht den Meister.

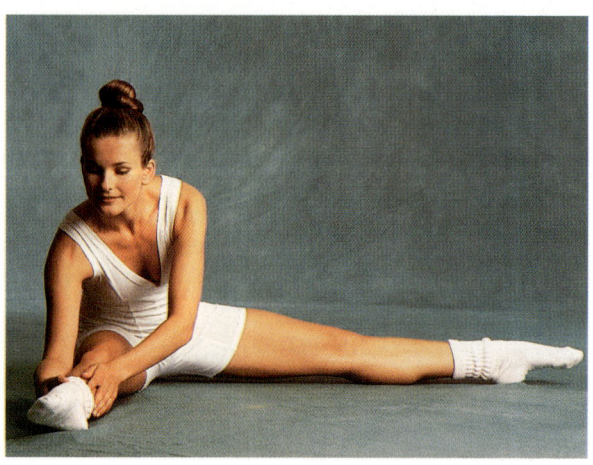

Frischekur für die Haut

Gönnen Sie Ihrer gestressten Haut eine Frischekur, damit diese wieder glatt, frisch und gesund aussieht. Dabei sollten Sie die folgenden Regeln mindestens einen Monat lang konsequent einhalten.

▶ Nur eiweißzersetzende Enzyme können die Runzeln und Falten verursachenden Verkrustungen unter der Oberhaut auflösen. Trinken Sie deshalb täglich eine Flasche Ananassaft aus dem Reformhaus. Das darin enthaltene Enzym Bromelain glättet die Haut von innen.

▶ Essen Sie täglich mehrmals frisches Obst. Das darin reichlich enthaltene Vitamin C kurbelt den Neuaufbau von jugendlichem Bindegewebe an.

▶ Das absolute Muss: täglich ein Müsli aus möglichst selbst gemahlenem Getreide (etwa eine halbe Tasse). Es versorgt das Bindegewebe mit allen wichtigen Spurenelementen für die Haut wie Zink, Eisen und Kupfer sowie mit einer Reihe von Vitaminen, die für den Aufbau der Haut wichtig sind.

▶ Der nötige Schwefel für die Haut ist überwiegend an Aminosäuren gebunden, die vor allem im Eigelb enthalten sind. Essen Sie deshalb alle drei Tage ein Ei!

▶ Damit sich in Ihrem Blut nicht zu viel ungelöstes Kalzium anreichert, das Faltenkrusten unter die Haut einzementiert, sollten Sie zu jeder eiweißreichen Mahlzeit – wie z. B. Fisch, Geflügel, Käse oder Tofu – etwas saures Obst essen (Kiwis, Orangen, Äpfel usw.).

▶ Ein aktueller Tip von amerikanischen Biochemikern: Kaufen Sie im Reformhaus Sojalezithin, möglichst mit einem hohen Anteil an Phosphatidylcholin. Diese natürliche Substanz stimuliert über das vegetative Nervensystem die Ausschüttung von Magensäure für die Kalziumverwertung.

Wenn Sie täglich ein Müsli aus frisch gemahlenem Getreide essen, versorgen Sie Ihre Haut mit allen notwendigen Vitaminen und Spurenelementen.

Zellulite – ein Problem vieler Frauen

Teure Salben oder andere Wundermittel gegen Zellulite können Sie sich getrost sparen: Sie können das Fettgewebe nicht einfach auflösen.

Betroffen von der Zellulite sind fast ausschließlich Frauen. Sie haben eine dünnere obere Hautschicht (1,4 Millimeter) als Männer (1,9 Millimeter). Die darunter liegenden Fettzellen sind beim Mann durch stabile Scheidewände getrennt. Die Fettzellen von Frauen an der Hüfte, am Oberschenkel und am Po stehen aufrecht und haben dehnbare Trennwände. Wenn Frauen Fett ansetzen, bilden sich diese Fettzellen zu einer langen, bolzenartigen Form aus. Die Fettzellen stoßen dann gegen die dünne Oberhaut und beulen sie aus – dadurch entsteht die so genannte Orangenhaut.

WAS TUN GEGEN ZELLULITE

● Wenn Sie an Zellulite leiden, sollten Sie die überflüssigen Pfunde nicht zu schnell abhungern, denn sonst welkt Ihre Haut, bevor sie polsterndes Bindegewebe bilden kann. Die Zellulite wirkt dann noch störender.

● Am besten erneuern Sie zunächst Ihr Kollagen mit einer eiweißreichen Ernährung: mit viel Fisch, Krabben, Soja, Tofu und Magerkäse. Außerdem sollten Sie viel Vitamin C aus frischem Obst sowie reichlich Vitamin B6 und Zink aus Vollkornprodukten zu sich nehmen. Vermeiden sollten Sie unbedingt Zucker, Süßes, süße Getränke und Mehlprodukte, weil damit Ihre Orangenhautzellen noch mehr wachsen.

● Wichtig ist vor allem auch eine ausreichende Bewegung (z. B. Joggen, Radfahren, Schwimmen), dies fördert die Durchblutung des Gewebes.

● Hilfreich sind außerdem Massagen (auch Trockenbürsten) oder Wechselduschen und -bäder.

Farbe, Glanz und Fülle für die Haare

Ähnlich wie die Haut haben auch unsere Haare einen erheblichen Bedarf an Zink. Kupfer wiederum spielt bei der Farbgebung des Haares – ob blond, braun, rot oder schwarz – eine wichtige Rolle. Und weil die hornbildenden Zellen nach dem gleichen Prinzip wie die Zellen in der obersten Hautschicht arbeiten, müssen wir auch für einen ausreichenden Nachschub an Schwefel sorgen, der dem Haar Glanz und Schutz verleiht. Als Immunwächter ist das Spurenelement Selen für den Haarboden noch wichtiger als für die Haut.

Kapillaren – Nährstofflieferanten der Haare

Die Kapillaren brauchen Vitamine, Spurenelemente und andere Biostoffe, um ihre gespinstartigen, nahezu durchsichtigen Wände gesund zu erhalten. Benötigt werden insbesondere Zink, Vitamin C und Bioflavonoide, das sind pflanzliche Schutzstoffe, die auch Blumen, Gräser, Früchte oder Blätter vor dem Angriff schädigender Substanzen wie freie Radikale, Viren, Bakterien oder Pilze schützen. Gefahr droht den feinsten Arterien auch durch Ablagerungen in ihrem Innern: Altes Cholesterin, Kalzium und andere Substanzen können die Kapillaren schnell verstopfen. Die feinsten Kapillaren im Haarboden sind nur einen Millimeter lang und haben einen Durchmesser von drei bis fünf tausendstel Millimeter. Da kann sich gerade noch ein rotes Blutkörperchen durchquetschen, große weiße Blutkörperchen können ein solches Gefäß schon verschließen.

Sind die Kapillaren verstopft, trocknen sie sofort aus, und ihre Gefäßwände werden von Enzymen abgebaut. Sie sind dann für die Nährstoffzufuhr zu den Haarwurzeln verloren.

Wenn Sie an Haarausfall leiden, ist dies häufig nur eine Folge von Zinkmangel. Durch eine entsprechende Ernährungsumstellung können Sie den Haarausfall meist stoppen oder zumindest lindern.

Wenn zu viele Haare im Kamm bleiben

Damit Ihr Haar gesund und kräftig bleibt, sollten Sie reichlich Gemüse, Obst und Vollkornprodukte essen.

Wenn Blutgefäße im äußersten Hautbereich versiegen, bricht eine ganze Infrastruktur zusammen. Talgdrüsen, Nerven, Haarzwiebeln, Haarmuskeln usw. werden nicht mehr versorgt und sterben ab. Kaum wahrnehmbar verhornen stecknadelkopfgroße Flächen auf dem Haarboden. Sie merken es daran, dass Sie beim Frisieren auf einmal zu viele Haare im Kamm haben. Erste Voraussetzung für das Nachwachsen neuer Haare ist es, dass die Blutversorgung des Haarbodens aufgefrischt wird.

FRISCHES BLUT FÜR GESUNDE HAARE

● Essen Sie viermal pro Tag frisches Saisonobst oder leicht saure Früchte wie Kiwis, Zitronen, Grapefruits oder Orangen. Das darin enthaltene Vitamin C ist ein wichtiger Bau- und Schutzstoff für alle Adern und Gefäße. Essen Sie das Fruchtfleisch mit, denn es enthält die wichtigen Bioflavonoide. Diese schützen die feinen Blutgefäße im Haarboden.

● Zink und Vitamin B6 sind weitere wichtige Baustoffe für die feinen Kapillarwände. Beide Nährstoffe sind in Vollkornprodukten und Naturreis enthalten. Ideal ist ein tägliches Müsli aus selbst gemahlenem Getreide (eine halbe Tasse).

● Sorgen Sie dafür, dass das Cholesterin in Ihren Zellen und Gefäßen stets dünnflüssig und damit transportfähig bleibt. Andernfalls wird es ranzig und verstopft die Kapillaren. Das beste Mittel für diesen Zweck ist Sojalezithin. Sie bekommen es im Reformhaus. Sojalezithin enthält bis zu 40 Prozent Cholin, ein fettähnliches B-Vitamin, welches das normale Cholesterin für den Körper optimal verwertbar macht.

Gesunde Haare brauchen viel Eiweiß

Die Natur hat Haare nicht als Schmuck erfunden, sondern sie sollen uns vor Kälte und Nässe schützen. Deshalb hat auch der Haarboden ein reiches System von Versorgungskanälen für allerlei Nährstoffe. Das Haar besteht zu 97 Prozent aus Keratin, einem schwefelhaltigen Protein (Eiweiß). Bei Eiweißmangel wird das Haar dünn, weshalb eine eiweißreiche Kost eine wichtige Voraussetzung für volles und gesundes Haar ist.

Die richtige Verwertung von Eiweiß …

Eine eiweißreiche Ernährung bedeutet aber nicht unbedingt, dass Sie möglichst viel eiweißreiche Produkte wie Fleisch, Fisch, Geflügel oder Käse zu sich nehmen. Vielmehr kommt es darauf an, einen ausreichenden Anteil davon in Ihrer Ernährung verwertbar zu machen. Dazu gehört eine vollwertige Kost mit viel Obst, Gemüse, Salat und Vollkornprodukten.

Schon nach einer Woche normalisieren sich dann in der Regel der Säuregrad des Magensafts sowie die Produktion von eiweißspaltenden Enzymen im Magen- und Darmbereich. Manche Menschen können ihre Eiweißverwertung durch eine entsprechende Ernährungsumstellung um 40 Prozent steigern.

… führt auch zu weniger Schuppen

Eine wichtige Auswirkung der eiweißreichen und vollwertigen Ernährung auf die Haare ist die, dass Polyamine (faulende, unverdaute Eiweißmoleküle) nicht mehr über das Blut in die Haut und den Haarboden gelangen. Die Schuppenbildung geht daraufhin zurück, und nach dem Frisieren bleiben viel weniger Haare im Kamm zurück als vorher.

Meist handelt es sich bei einer chronisch vermehrten Schuppenbildung nur um die Minimalform einer Erkrankung, die vielfältige Ausprägungen haben kann.

Was tun gegen graue Haare?

Die Farbe bleibt viel länger im Haar und kehrt auch wieder ins Haar zurück, wenn wir unsere Nahrung mit Zink anreichern. Wer einen Monat lang völlig zinkfreie Kost zu sich nimmt, bekommt bei jedem Ärger büschelweise graue Haare, weil dabei auch noch die allerletzten Reserven an Zink aus dem Körper gefressen werden. Wenn Probleme und Zinkmangel zusammentreffen, sind häufig wenig belastbare Nerven sowie graue Haare und Haarausfall die Folgen.

Außer Vollkorngetreide sind Bierhefe, Sesam und Kürbiskerne, Mandeln und Erdnüsse sowie Gemüse ergiebige Zinkquellen.

Keine Angst vor Eiern! Bei einer gesunden, vollwertigen Ernährung ohne zu viel Süßigkeiten sinkt Ihr Cholesterinspiegel – auch wenn Sie ein paar Eier in der Woche essen.

Ein wirksames Rezept gegen graue Haare

Für die Pigmentierung und den Farbtransport ins Haar sind schließlich auch die B-Vitamine unerlässlich: Vitamin B6, Folsäure und Pantothensäure. Vollkorngetreide ist reich an diesen Vitaminen. Wer auf Zucker und Süßes ganz verzichtet und morgens ein Müsli aus selbst gemahlenem Getreide zu sich nimmt (Dinkel, Hafer, Gerste, Roggen, Weizen), stoppt das Grauwerden und bringt sogar Farbe ins Haar zurück.

Die Glanzkur für Ihre Haare

Seinen schönen Glanz verdankt unser Haar dem Schwefel, der u. a. über die schwefelhaltigen Eiweißstoffe Zystein und Methionin ins Haar eingebaut wird und unserem Haar Schutz gegen Nässe verleiht. Die beste Glanzkur für das Haar sind vier Eier pro Woche. 100 Gramm Eigelb enthalten 165 Milligramm reinsten Schwefel, der zu 90 Prozent an die Aminosäuren Zystein und Methionin gebunden ist. Dieser Schwefel gelangt schnell ins Haar und bringt es zum Glänzen.

Bewundernswerte Fingernägel

Genauso wie die Haare werden auch die Finger- und Zehennägel sozusagen aus dem Darm – bzw. aus dem Stoffwechsel – genährt. Die Nägel sind ein Teil des Organismus. Insofern tragen Nagelpflegemittel – auch wenn die Werbung noch so sehr deren Vorzüge preist – relativ wenig zur Schönheit der Nägel bei. Entscheidend ist die Pflege von innen.

Haare und Nägel sind wie Geschwister, sie wachsen auf die gleiche Weise. Nägel bilden sich in der Nagelwurzel, einer weichen Zellschicht. Je weiter sie sich nach vorn schieben, desto mehr verhärten und verhornen sie. Sie wachsen in drei Monaten ungefähr einen knappen Zentimeter – wenn sie gut genährt sind. Bei Stress oder falscher Ernährung wachsen sie oft nur halb so schnell und auch nicht mehr glatt. Sie bilden dann Flecken, bekommen Rillen und werden brüchig.

Fingernägel brauchen Eiweiß

Die Finger- und Zehennägel bestehen zu fast 100 Prozent aus dem schwefelhaltigen Eiweiß Keratin. Um schöne, kräftige Fingernägel zu bekommen, benötigen Sie deshalb viel Eiweiß. Dieses kann jedoch nur dann im Darm in seine stoffwechselaktiven Aminosäuren zerlegt werden, wenn der Magensaft und die Verdauungssäfte im oberen Dünndarm bestimmte Säurewerte erreichen. Ohne Magensäure geht bei der Eiweißversorgung des Körpers überhaupt nichts.

Wenn Ihre Fingernägel also schon dann abbrechen, wenn Sie einen Joghurtbecher öffnen wollen, dann fehlt Ihnen in erster Linie nichts anderes als ausreichend Eiweiß, das im Körper optimal verwertet wird. (Siehe hierzu auch Seite 15.)

Eine interessante Entdeckung machte der amerikanische Physiologe Jonathan V. Wright: 90 Prozent aller Menschen mit brüchigen, splitternden Fingernägeln haben zu wenig Magensäure.

Die Nägel zeigen, was Ihnen fehlt

Der Mangel an Biostoffen ist an den Fingernägeln abzulesen. Dies macht die Nägel zu einem interessanten Diagnoseobjekt für Nährstoffmangel. Sie können selbst testen, woran es Ihrem Organismus mangelt: Wenn Eisen fehlt, wachsen die Nägel oft ganz flach oder extrem gewölbt; wenn sie schnell splittern, fehlt Kalzium oder Magnesium; wenn sie marmoriert sind, weiße Pünktchen oder Ränderungen aufweisen, fehlt mit Sicherheit Zink. Längsrillen deuten auf Eiweißmangel hin.

Weil Frauen in den Tagen vor oder nach der Menstruation Zink fehlt, entwickeln sie viel häufiger brüchige oder rissige Nägel als Männer. Dabei spielt auch die erhöhte Östrogenproduktion eine Rolle, mit der Folge einer zu hohen Kupferkonzentration in Blut und Gewebe; Kupfer ist im Stoffwechsel der meist schädliche Gegenspieler von Zink.

Ebenso wie für die Haare sind auch für die Fingernägel speziell die Eiweißbaustoffe wichtig, die Schwefel enthalten. Man findet sie vor allem in Eigelb, Fleisch, Fisch, Geflügel, Leber, Nüssen, Samen, Kernen und Sojaprodukten.

So wachsen schöne, feste Fingernägel

- Essen Sie Eiweiß – Fleisch, Fisch, Geflügel, Käse, Tofu – möglichst immer zusammen mit etwas saurem Obst.
- Vollkornprodukte und Naturreis sorgen für genügend Zink.
- Setzen Sie möglichst täglich grünes, gelbes und orangefarbenes Gemüse auf Ihren Speiseplan, es liefert Vitamin A und Magnesium.
- Dreimal pro Woche ein Ei versorgt Sie mit Eisen und schwefelreichen Aminosäuren.
- Für ihre Entwicklung brauchen die nagelbildenden Zellen ausreichend Kalzium. Käse und Milch helfen, Ihre Finger- und Zehennägel schnell und schön wachsen zu lassen.

Der Charme der Augen

Stellen Sie sich vor, Sie treten vor den Spiegel, und Ihre Augen strahlen plötzlich unglaublichen Charme und Charisma aus. Seit man weiß, was die Augen leuchten lässt, gibt es das biochemische Rezept für dieses vermeintliche Wunder. In Kalifornien wurde eine Augenexpertin gefragt: »Welche Kosmetika nehmen Sie für Ihre Augen? Die strahlen so.« »Vitamine und Spurenelemente«, antwortete sie.

Superschnelle Reaktionen

Die Augen sind Teil des Gehirns, müssen dies auch sein, denn nur Gehirn und Nerven können Signale in Lichtgeschwindigkeit weiterleiten. Deshalb steuern Hormone und Nervenpeptide wichtige Augenfunktionen. Im Bedarfsfall gelangen Biostoffe in unglaublichem Tempo in die Augen. Nur dann, wenn die Augen mit Nährstoffen aufgeladen sind, leuchten und funkeln sie so richtig schön. Ganz egal, ob Sie flirten, ob Sie plötzlich freudig überrascht werden, oder ob Sie eine Schreck- oder Gefahrensekunde erleben.

An Charisma gewinnen

Das oben beschriebene biochemische Programm ist in allen Augen eingebaut, wenn es auch bei vielen Menschen erheblich verkümmert ist. Sie brauchen es lediglich wieder aufzurüsten, um Charme, Charisma und Ausstrahlung zu gewinnen oder zurückzuholen. Dies ist sehr wichtig, denn ausdrucksstarke Augen helfen Ihnen in allen entscheidenden Lebenssituationen: bei der Partnersuche, beim Vorstellungsgespräch in einer Firma, bei einer dringenden Bitte oder bei einer alltäglichen Unterhaltung.

Menschen mit strahlenden Augen wirken schöner, selbst wenn dieses Prädikat aufgrund ihrer sonstigen optischen Erscheinung nicht unbedingt auf sie zutrifft.

Vitamin A – wichtig für die Augen

Vitamin A ist für das Auge so etwas wie das tägliche Brot zum Überleben. Ständige Hell-Dunkel-Reize, vor allem vor dem Fernseher oder dem Computerbildschirm, verbrauchen für die unablässige Sehpurpurproduktion erhebliche Mengen an Vitamin A.

Die meisten Menschen könnten bessere Augen haben, und viele könnten auf ihre Brille verzichten, wenn sie ihre Augen besser ernähren würden.

Zwar wird ein Teil der Vitamin-A-Moleküle wieder aufgebaut, aber nur dann, wenn das täglich typische Sehfeld ruhig ist, d. h., wenn Sie eine Landschaft betrachten, sich wenig bewegen und stressfrei leben. Wer jedoch Tag für Tag einen hektischen Alltag durchläuft, dessen Stressrate multipliziert sich um ein Vielfaches, und er benötigt umso mehr Vitamin A.

Negativer Stress tilgt beinahe das ganze vorhandene Vitamin A und alle Karotinoide, die Stoffwechselvorläufer von Vitamin A, aus dem Blut und aus dem Gewebe. Wer dann noch den ganzen Tag vor dem Monitor eines Computers mit seinen bis zu 500 000 Hell-Dunkel-Reizen pro Stunde sitzt, dem mangelt es häufig an genügend Vitamin A für diese anstrengende Tätigkeit.

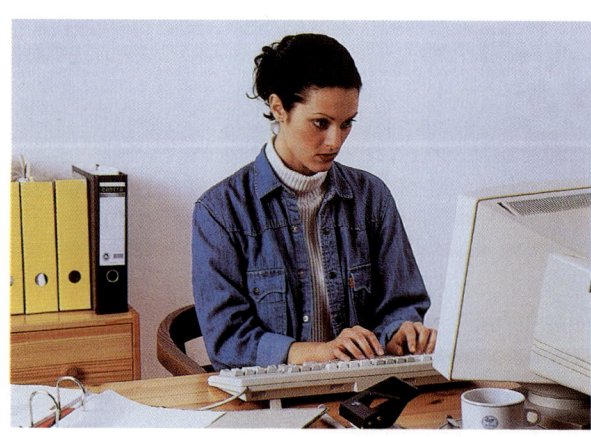

Tagelange Bildschirmarbeit ist Gift für die Augen. Entspannen Sie Ihre Sehorgane, indem Sie öfter mal den Blick in die Ferne schweifen lassen.

Vitamin-A-Kur mit viel Obst und Gemüse

Sie könnten Ihrem Partner mit viel mehr Feuer und Glut im Auge, Ihrem Chef mit viel mehr unternehmerischem Charisma und Geschäftspartnern mit viel mehr gewinnendem Charme begegnen, wenn Sie Ihren Augen nur etwas mehr Vitamin A gönnen würden. Zu diesem Zweck brauchen Sie lediglich die einfachsten Lebensmittel zu essen: beispielsweise ungeschälte Äpfel – sie haben pro Gramm den enorm hohen Anteil von rund 90 Mikrogramm Karotinoiden. Auch bei anderem Obst und Gemüse ist der Anteil von Vitamin A sehr hoch: Kohl hat 70, Spinat 145, Brokkoli 40, Karotten haben 95, Aprikosen 28 Mikrogramm Karotinoide pro Gramm.

Der Pflanzenfarbstoff Beta-Karotin der Karotte wird im Körper in Vitamin A umgewandelt.

Eiweiß zur Unterstützung

Ein gesunder Vorrat an Vitamin A, der das Auge aktiv verjüngt, ist allerdings von viel Eiweiß, Zink und interessanterweise von der täglichen Kalorienzufuhr abhängig. Wer fastet oder sich einer strengen Diät unterzieht, bekommt aus der Darmschleimhaut wesentlich weniger Vitamin A bzw. Karotinoide oder Retinoide, das sind Vitamin-A-ähnliche Substanzen. Zink und in gewissem Maß auch Vitamin E sowie ungesättigte Fettsäuren holen noch aus einer geringen Menge Vitamin A im Darm das Maximum heraus.

Wichtiger Immunschutz

Das fleißigste Heinzelmännchen in jedem Auge ist das Vitamin A bzw. seine verschiedenen chemischen Formen: Retinal, Retinol, Retinoinsäuren usw. Es ermöglicht nicht nur das Sehen, sondern es hat darüber hinaus noch genügend Kraftreserven, um beim Immunschutz des Auges mitzuhelfen.

Trockene Augen?

Bei Vitamin-A-Mangel verlieren die Augen ihren Glanz, und es kann zu Sehstörungen und Augenkrankheiten kommen.

In der schleimhautähnlichen Bindehaut sitzen unzählige so genannte Goblet-Zellen, die ständig feinen Schleim produzieren. Bei Vitamin-A-Mangel sinkt diese Produktion drastisch ab, Goblet-Zellen sterben in Massen, das Auge trocknet aus und verliert einen erheblichen Teil seines eigenen Immunschutzes.

Augentrockenheit ist ein erster Hinweis auf allgemeinen Vitamin-A-Mangel im Körper. Trockene Augen dürfen Sie nicht unterschätzen, denn sie sind oft ein erstes Symptom bei der Entwicklung von Augenkrankheiten.

LEUCHTENDE AUGEN DURCH VITAMIN A

● Essen Sie möglichst täglich grünes und orangefarbenes Gemüse; Spinat, Wirsing, Brokkoli, Kohl, grüne Erbsen, Karotten sollten einen festen Platz in Ihrem Speiseplan einnehmen.

● Auch Leber, Eigelb, Milchfett, Kaltwasserfisch wie Makrele, Kabeljau, Lachs und Forelle sowie Aprikose und Kürbis sind reich an Vitamin A und an Retinoiden.

● Lassen Sie einen Liter Tomatensaft eine Stunde lang mit einem Esslöffel Pflanzenöl kochen, und trinken Sie diese Mischung. Dies wiederholen Sie nach Möglichkeit mehrere Tage lang hintereinander. Durch das Aufkochen werden große Mengen Lycopen frei, das ist neben Beta-Karotin das im Körper am weitesten verbreitete Karotinoid. Lycopen reichert sich innerhalb von zwei Tagen in den Zellen der Augen an.

● Für den Vitamin-A-Stoffwechsel in der Netzhaut wird viel von dem Spurenelement Zink benötigt. Deshalb sollten Sie bei allen Mehlprodukten wie Brot und Nudeln auf Vollkorn umsteigen.

Augenschutz durch Vitamin C

Die Augen sind nicht nur sehr empfindlich, sondern auch ständig Wind, Regen, Kälte, Hitze, Sonne, trockener Luft oder Schad- und Giftstoffen ausgesetzt. Die Natur hat angesichts dieser Dauerbelastung einen besonderen Schutz vorgesehen: So enthält die Tränenflüssigkeit eine hohe Konzentration an Immunsubstanzen, bis zu 400-mal mehr Vitamin C und andere Biostoffe als das Blutplasma.

Wann auch immer Sie mit den Augen zwinkern oder diese schließen, ergießt sich ein feiner nährstoffreicher Film über den Augapfel, der Bakterien, Viren und andere krankheitserregende Mikroorganismen zerstört.

Mit Obst gegen Krankheitserreger

Wer viel Obst isst, pumpt sich die Augenflüssigkeit mit Vitamin C voll. Der gallertartige Glaskörper des Auges ist dann das reinste Vitamin-C-Depot, und diese Waffe des Immunsystems fürchten Krankheitserreger. Die Augenlinse, der zentrale Teil des Auges, enthält neben dem Gehirn, den Hormondrüsen und den weißen Blutkörperchen die höchste Vitamin-C-Konzentration im ganzen Körper. Dies zeigt, wie wichtig der Natur der Augenschutz ist.

Gut geschützte und gesicherte Augen sind ausdrucksstark und schön. Wenn hingegen Netzhaut, Linse oder Hornhaut von Mikroorganismen oder freien Radikalen besetzt sind oder gar angegriffen werden, trüben sie ein. Der Blick verliert dabei seinen Glanz und seine natürliche Ausstrahlung. Außer in fast allen Obstsorten ist Vitamin C in folgenden Gemüsesorten reichlich vorhanden: Paprika, Tomate, Grünkohl, Blumenkohl, Brokkoli – und in Kartoffeln.

Eine ideale Vitamin-C-Lieferantin ist die Orange. Eine etwa 200 Gramm schwere Frucht enthält rund 70 Milligramm Vitamin C. Dies entspricht etwa dem Tagesbedarf eines Erwachsenen.

Vitamin E schützt vor zu viel Sonne

Die Vitamine A und E gehören zu den fettlöslichen Vitaminen, die vom Körper gespeichert werden können. Anders ist es mit den wasserlöslichen Vitaminen, zu denen das Vitamin C gehört.

Das dritte Vitamin, das die Augen wieder jung macht, ist Vitamin E. Bei gesunder Ernährung reichern sich Millionen Vitamin-E-Moleküle in der lichtempfindlichen äußeren Schicht sowie in der Farbschicht der Netzhaut des Auges an, um sie vor ultravioletten Lichtstrahlen zu schützen. Diese verbrennen nämlich leicht die feinen Fettsubstanzen in der Schutzschicht der Augenzellen, die der Sonne und dem Tageslicht den ganzen Tag ausgesetzt und deshalb besonders gefährdet ist. Die Folge davon: Es kommt allmählich zur Trübung der Linse, dem grauen Star.

Die Vitamin-E-Moleküle opfern sich in Massen bei diesem Abwehrkampf, sie werden abgebaut, können aber auch wieder aufgebaut werden, wenn die Vitamin-C-Moleküle ihnen Elektronen zur Verfügung stellen. Die drei Schutzvitamine A, C und E arbeiten also gerade im Auge sehr eng zusammen.

So können Sie Ihre Augen schützen

● Vitamin A steckt im gelben, orangeroten oder grünen Gemüse. Ideal sind Karotten, die aber mit etwas Fett verzehrt werden sollten, damit die in den Faserzellen eingesperrten Vitamin-A-Moleküle freigegeben werden.

● Um sich ausreichend mit Vitamin C zu versorgen, sollten Sie so oft wie möglich frisches Obst essen. Auch Obstsäfte sind empfehlenswert.

● Vitamin E erhält der Körper beispielsweise durch kaltgepresste Pflanzenöle. Gegen den kleinen Hunger sollten Sie am besten Nüsse, Samen und Kerne knabbern. Auch sie haben einen hohen Anteil an Vitamin E.

Leuchtkraft von innen

Alles, was im Auge glänzt, funkelt und leuchtet, ist nichts anderes als ein Ergebnis des Zellstoffwechsels. Allerdings: Im Gegensatz zu den körperlichen Vorgängen im Auge, die über das Blut mit Nährstoffen gespeist werden, mischt hier das Nerven- und Hormonsystem mit. Peptide, Hormone und Neurotransmitter (Nervenreizstoffe) zünden innerhalb weniger Zehntelsekunden einen bis zu 3000-fach intensiveren Stoffwechsel. Die Augen wirken dann regelrecht entflammt.

Vorgänge, die über Blutbahnen stimuliert werden, sind viel zu behäbig, um den Blick leuchten zu lassen. Oder anders ausgedrückt: Menschen ohne sichtbaren Charme oder Charisma haben ein Defizit in den hormonellen oder peptidergen – von den Nervenpeptiden bestimmten – Regelkreisen oder Mechanismen.

Interesse ist an den Augen ablesbar

Ein Beispiel ist das Flirten: Im Aufzug, in der U-Bahn, an der Bar treffen die Blicke von zwei Menschen aufeinander. Eine glanzlose Erwiderung, ein abgestumpfter, scheinbar teilnahmsloser Blick gilt als Ablehnung. Wenn hingegen im ersten Augen-Blick Interesse aufleuchtet – und sei es nur für eine Zehntelsekunde –, gilt dies als eine Einladung.

Für einen heißen Flirt sind biogene Amine, die aktive Form der Aminosäuren, zuständig. Sie sorgen für die blitzschnelle Produktion anregender Hormone wie Adrenalin und Noradrenalin. Adrenalin lässt den Augenstoffwechsel innerhalb von Sekunden explodieren; Noradrenalin sorgt für den heiß und beglückend durch den gesamten Körper flutenden Strom der Gefühle und Empfindungen.

Die feurigen Blicke beim Flirten drücken Erwartung aus. Genau der gleiche Vorgang wiederholt sich überall dort, wo man mit dem Blick auffordern, bitten oder verstärken will.

WISSENSWERTES ÜBER DIE AUGEN

● Die Augen bestehen aus der schützenden äußeren Bindegewebehaut, der Hornhaut, der Netzhaut, der Pupille und der Linse. Die Pupille ist die schwarze zentrale Öffnung der Iris, eines mit Farbstoffen angereicherten Geweberings.

● Das menschliche Auge hat zwei verschiedene Lichtrezeptoren: stabförmige und kegelförmige. Die stabförmigen sind extrem lichtempfindlich, sie reagieren selbst bei nahezu völliger Dunkelheit. Die kegelförmigen Rezeptoren hingegen reagieren auf starke Lichtreize. Je mehr solche Lichtempfänger Sie haben – speziell am Augenhintergrund –, desto besser sehen Sie. Ein gesunder menschlicher Augenhintergrund enthält etwa 160 000 kegelförmige Lichtrezeptoren pro Quadratmillimeter. Menschen, die unscharf sehen, haben manchmal nur 50 000 Lichtempfänger. Ein Steinadler besitzt rund 1,2 Millionen kegelförmige Rezeptoren, und deshalb sieht er auch wesentlich besser als ein Mensch.

● Jeder mikroskopisch winzige Lichtrezeptor im Auge verfügt – wenn das Auge gut genährt ist – über Millionen Sehpurpur- oder Rhodopsinmoleküle. Dieser wichtige Farbstoff besteht aus Opsin, einem Fetteiweißstoff, sowie dem eigentlichen lichtempfänglichen Molekül Retinal. Retinal entsteht aus Vitamin A. Deshalb ist dieses Vitamin für die Augen so wichtig.

● Das Wunder des menschlichen Auges entwickelt seine Perfektion aber in viel kleineren biochemischen Mechanismen: Wenn ein einzelnes Rhodopsinmolekül einen Lichtreiz auffängt, aktiviert es sofort 500 so genannte Transduzinmoleküle. Ein solches Eiweißmolekül wiederum bindet sich an ein Enzym, das pro Sekunde 400 000 bestimmte Hormonboten produziert. Erst dieser Hormonblitz erhellt dann als zündender elektrischer Signalreiz die Sehrezeptorzelle: Dadurch können Sie sehen.

● Damit visuelle Reize dem Gehirn gebündelt zugeleitet werden, sind im Auge, wenn es gesund ist, rund 132 Millionen stab- und kegelförmige Lichtrezeptoren mit lediglich einer Million Nervenzellen gebündelt.
Kurz: Sehen ist ein hochkomplizierter biochemischer Vorgang.

Gesunde Zähne

Was die moderne Molekularbiologie in Bezug auf unsere Zähne herausgefunden hat, ist revolutionär. Offensichtlich verhalten wir uns alle in der Zahnpflege falsch. Wir und auch die Zahnärzte gehen von ganz falschen Voraussetzungen aus.

Der Status quo in der Zahnmedizin wird z. B. an folgender Aussage eines Zahnarztes gegenüber seinem Patienten deutlich: »Ihr Stoffwechsel ist verkorkst, deshalb sind Ihre Zähne voller Karies, und Ihr Zahnfleisch ist von Parodontose befallen. Also müssen Sie dreimal am Tag die Zähne kräftig putzen, um all die Zuckerbakterien wegzuschrubben. Zahnseide macht die Zahnzwischenräume sauber. Und kaputte Zähne müssen eben raus und durch neue ersetzt werden.«

Die Fehler der Zahnärzte

Was aber wirklich ersetzt und erneuert werden müsste, ist das ganze System der zahnärztlichen Betreuung. Wenn ein Patient über Zahnfleischbluten klagt, wird er nur ganz selten mit dem Hinweis heimgeschickt, er solle mehr Vitamin C zu sich nehmen und sei damit seine Beschwerden los. Viele Zahnärzte denken bei jedem neuen Patienten gleich an den möglichen Gesamtumsatz aus einer Dauerbehandlung. Zahnfleischbluten oder auch eine Zahnfleischentzündung ziehen oft völlig unnötig eine komplizierte Parodontosebehandlung nach sich. Da werden Medikamente verordnet, und nicht selten wird nach weiteren Übeln gesucht, nach dem Motto: »Da wuchert ja auch die Karies schon ganz schön. Am besten, wir machen gleich eine Komplettbehandlung mit neuen Kronen für alle Zähne. Dann sind Sie Ihre Probleme für immer los.«

Viele Zahnärzte denken bei den Zahnproblemen ihrer Patienten schon an die nächste Krone statt an alternative Behandlungsformen.

Die Zähne brauchen Vitamine

Was das Gebiss wirklich braucht, das sind vor allem Kalzium und Vitamin C. Die Natur hat den Zähnen einen enorm hohen Kalziumbedarf verordnet, denn Beißen erfordert Kraft. Kalzium ist der Stoff, aus dem unsere Zähne hauptsächlich bestehen. Vitamin C ist der Stoff, der das Kalzium in Gebissknochen und Zähne einbaut und außerdem für die Festigkeit des Zahnfleischs sorgt. Ohne Vitamin C ist Kalzium in unserem Stoffwechsel immer nur die Hälfte wert.

Gute Zähne? Keine Löcher? Kein Zahnarzt? Kein Bohrer? Eine gute Vitaminversorgung macht's möglich.

Hilfe bei Zahnproblemen

Zahnfleischbluten bekommen Sie problemlos weg, wenn Sie täglich zweimal den Saft einer Zitrone trinken, am besten mitsamt dem Fruchtfleisch. Wenn Zähne wackeln, von Karies bedroht oder betroffen sind, wenn das Zahnfleisch zurückweicht, entzündet und eitrig ist, sollten Sie zweimal am Tag 150 Gramm Magerkäse zusammen mit einer Zitrone essen.

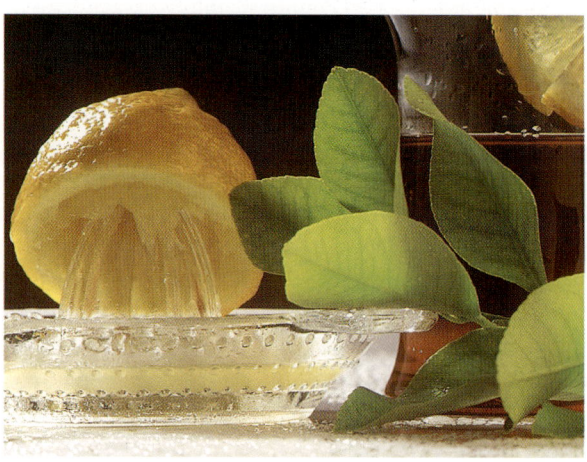

Erste Hilfe für Zähne und Zahnfleisch: Vitamin C beugt Karies und Parodontose vor.

Vitamin C gegen Zahnleiden

Je älter Menschen werden, desto gefährdeter sind sie in Bezug auf Parodontose. In ihr Immunsystem schleichen sich Defekte an den neutrophilen Granulozyten ein, die den Großteil der weißen Blutkörperchen ausmachen. Ein Mangel an diesen Immunhelfern wirkt sich auf das Periodontium, die bindegewebeartige Wurzelhaut der Zähne, verheerend aus. Hohe Gaben von Vitamin C rüsten die Neutrophilen schnell wieder auf.

Bei stark angegriffenem Zahnfleisch oder kranken Zähnen reicht allerdings eine Zufuhr in Form von Obst für eine erste Kur nicht mehr aus. Der Grund: Die Zahnschäden sind Zeichen eines Vitamin-C-Mangels im ganzen Körper. Deshalb muss zuerst ein solider Vitamin-C-Status im Stoffwechsel aufgebaut werden. Moderne Zahnphysiologen raten, über den Tag verteilt viermal ein Gramm Askorbinsäure (Vitamin C) aus der Apotheke zu sich zu nehmen. Eine Besserung zeigt sich meist schon am übernächsten Tag.

Schließlich sollten Sie Ihre Zähne öfter mal richtig fordern, indem Sie z. B. in hartes Brot beißen.

Jede Kiwi, die Sie essen, tötet im Zahnbereich etwa 300 Millionen Bakterien. Eine Kiwikur ist also sehr gesund für Ihr Gebiss.

Ernährungstipps für gesunde Zähne

Ein absolutes Muss für alle, die innerhalb kurzer Zeit schöne, gesunde Zähne auch ohne Zahnarzt haben wollen, ist der vollständige Verzicht auf schnell lösliche Kohlenhydrate (Zucker, Süßigkeiten, aber auch Weißmehlnudeln, polierter Reis u. a.). Wer viel Obst, Salat und Gemüse isst, darf allerdings auch mal ein wenig Weißbrot, beispielsweise ein paar Scheiben Baguette, zum Käse oder Schinken essen. Das ist manchmal vernünftiger, als seinen Dickdarm mit allzu viel Vollkornbrot aufzublähen.

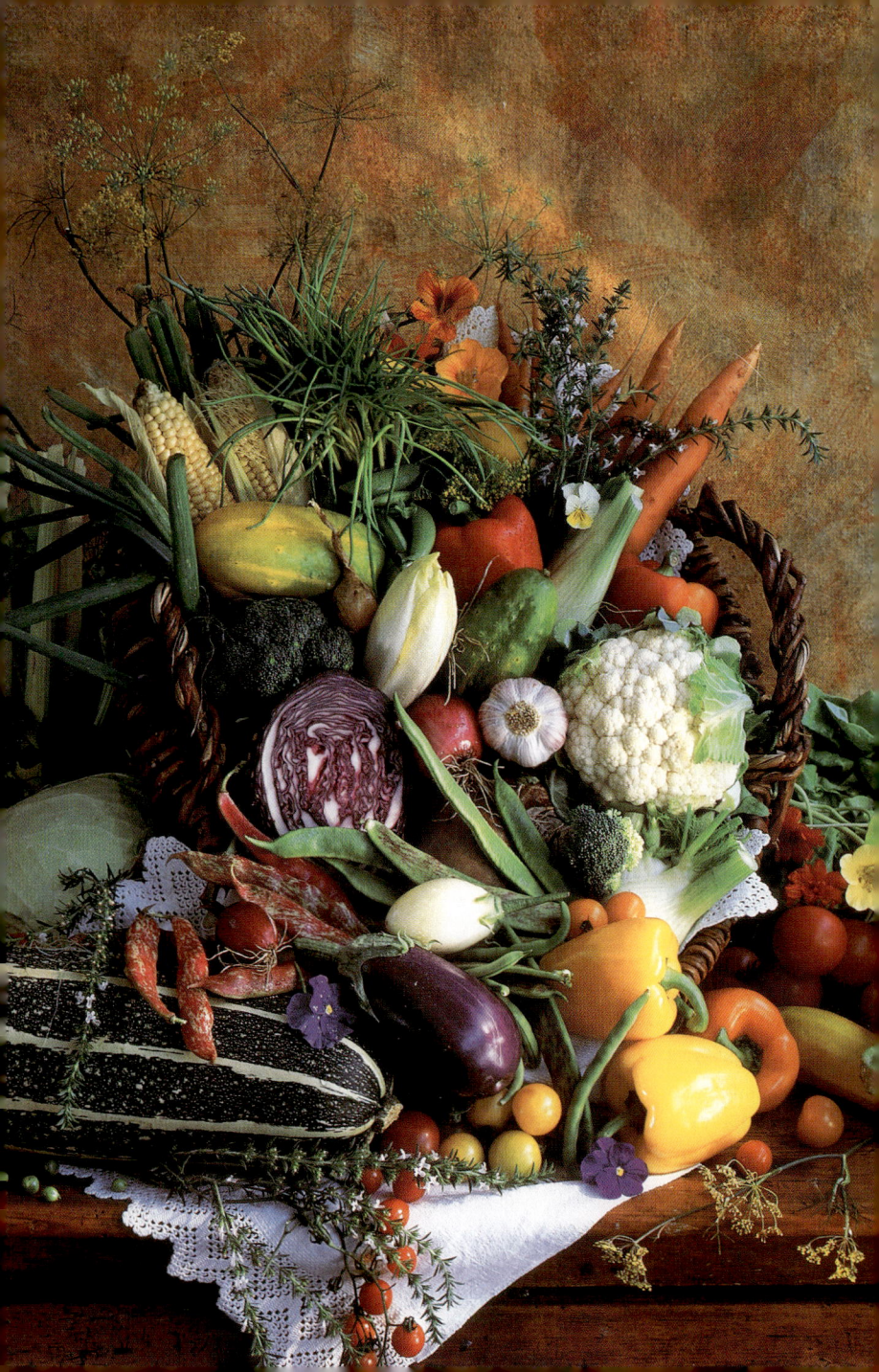

Iss dich fit

Die Natur hat Gesundheit und Vitalität in den Stoff-wechsel des Menschen einprogrammiert, das bedeutet, dass man frühmorgens aus dem Bett springen kann, um voller Elan die Aufgaben des Tages zu meistern.
Kein Mensch braucht ein Fitnessstudio, um sich fit und wach zu fühlen. Man braucht auch nicht unbedingt viel zusätzliche Bewegung wie Joggen, Aerobic oder Jazztanz, um sich körperlich wohl zu fühlen. Eine gesunde Ernährung reicht in der Regel aus, um fit, froh und tat-kräftig zu sein.

Fitness – ein erreichbares Ziel

Jeder möchte gern fit und tatkräftig sein. Doch wie sieht heutzutage die Wirklichkeit vieler Menschen aus?
Der Wecker rasselt. Nur widerstrebend quält man sich aus den Federn, blinzelt im Badezimmer mürrisch in den Spiegel. Auch das Frühstück weckt keine Lebensfreude, und am Arbeitsplatz stellt sich der von der Natur vor-gesehene Unternehmungsgeist noch viel weniger ein. Irgend etwas stimmt hier nicht.

Viele fühlen sich häufig müde

Warum fühlen sich viele Menschen oft so unerklärlich müde? Warum ziehen sie sich zurück und wollen ihre Ruhe haben, wenn andere zum Wandern, Skifahren, Tennisspielen und Tanzen gehen? Von der Natur ist Mü-digkeit als dauerhafter Zustand nicht vorgesehen. Mü-digkeit ist nur etwas für die Minuten unmittelbar vor dem Einschlafen.

Zu den Ursachen von chronischer Müdig-keit siehe auch das Special über Eisen auf Seite 54f.

Wie entsteht Müdigkeit?

Häufig müde, antriebsarm, schlapp und matt zu sein, gilt vielen Menschen als schicksalhafte Eigenschaft, gegen die sie nicht viel tun können. Inzwischen ist die Ursache dieser neuen Volkskrankheit bekannt: Stress und falsche Ernährung. Daraus entstehen Beschwerden, deren Ursache Experten als Hypoglykämie bezeichnen. Das bedeutet, der Blutzuckerspiegel ist zu niedrig.

In den westlichen Industrieländern ist mindestens jede dritte Person, wahrscheinlich aber sogar jeder zweite Erwachsene zumindest zeitweilig von Hypoglykämie betroffen.

Der Blutzucker bestimmt das Energieniveau

Wenn die Nahrung zu einem erheblichen Teil aus schnell löslichen Kohlenhydraten besteht, kommt es meist zu einer Hypoglykämie und ihren Symptomen. Der Verzehr von Zucker, süßen Kuchen und Torten, Mehlspeisen und Nudeln, poliertem Reis, Pizza, Weiß- oder Graubrot sowie süßen oder alkoholhaltigen Getränken löst zunächst einen Massenansturm von Glukosemolekülen ins Blut aus. Der Blutzuckerspiegel steigt schnell an – und fällt nach kurzer Zeit wieder stark ab.

ALT UND MÜDE STATT JUNG UND FIT

● Wenn zu wenig Blutzucker (Glukose) im Blut konzentriert ist, bleiben die Gehirn- und Nervenzellen unterversorgt; denn sie akzeptieren keinen anderen Energiebrennstoff als Traubenzucker aus dem Blutkreislauf.

● Als Folge dieser Unterversorgung mit Energie reagieren viele Personen erst nervös, dann gereizt und schließlich mit chronischer Müdigkeit.

● Der Griff nach Süßem – oder auch nach Alkohol – entspricht meist dem instinktiven Verlangen, das Blut und damit Gehirn und Nerven schnell mit Glukose zu versorgen.

Glukose – die schnelle Energiequelle

Als rasanten Energiespender hat die Natur das Molekül Glukose ersonnen. Aus den genannten Lebensmitteln wird es im Darm im Nu befreit und ins Blut eingeschleust. Gleichzeitig pumpt die Bauchspeicheldrüse große Mengen Insulin ins Blut. Dieses Hormon hat die Aufgabe, die energiereiche Glukose in alle 70 Billionen Körperzellen einzubauen, für die sofortige Energieproduktion oder aber als Kohlenhydratreserve, das so genannte Glykogen.

Blutzuckermangel macht krank

Weil Insulin den Blutzucker innerhalb einer knappen Stunde in die Körperzellen einbaut, sinken natürlich die Blutzuckerwerte sehr schnell – und zwar meist auf einen tieferen Wert als vor der Mahlzeit. Weil jetzt Glukose im Blut fehlt, sind vor allem die Nerven- und Gehirnzellen unterversorgt, und es kommt zu nervösen Störungen. Muskel- oder andere Körperzellen haben es leichter, sie akzeptieren auch Fett als Energiespender.

Hypoglykämie – die unbekannte Krankheit

Unter Hypoglykämie leiden viele Menschen, ohne es zu wissen. Ein zu niedriger Blutzuckerspiegel wird fast nie erkannt. Der Glukosewert in einem normalen Bluttest sagt darüber nichts aus. Denn kurz nach dem Frühstück, wenn vielleicht gerade das Blut aus der Fingerkuppe abgezapft wird, ist der Glukosespiegel relativ hoch, wenig später kann er bereits wieder tief fallen.

Neben einem schwachen Immunsystem sowie Vitamin- und Mineralstoffmangel ist Hypoglykämie der dritte große Altmacher, der jugendliche Frische und Lebensfreude stiehlt.

Hochleistungssportler nutzen die energiereiche Glukose, indem sie vor dem Wettkampf z. B. Spaghetti oder andere schnell lösliche Kohlenhydrate zu sich nehmen. Damit pressen sie kurzfristig so viel Energie in ihre Muskelzellen wie möglich.

Die Folgen der Erkrankung

Bei einem zu niedrigen Blutzuckerspiegel fühlen Sie sich übermüdet und gereizt. Bei einem sehr niedrigen Blutzuckerspiegel kann es zu schweren Depressionen kommen.

Wenn ein gesunder Mensch einen großen Teller Spaghetti mit würziger Tomatensauce isst, klettert sein Blutzuckerspiegel innerhalb einer Stunde von etwa 90 auf etwa 140 Milligramm pro Deziliter Blut, nach zwei Stunden ist er wieder bei 90, und auf dieser Höhe bleibt er auch. So ein Mensch ist nie müde und den ganzen Tag beneidenswert fit.

Bei Hypoglykämikern steigt der Blutzuckerwert durch die Spaghetti von ca. 90 innerhalb einer Stunde bis auf 240. Von dort fällt er steil wieder ab. Vier Stunden nach der Mahlzeit kommt es meist zur kritischen Phase. Der Wert liegt dann tief unten – zwischen 40 und 60 – und Fitness und Frische sind fort.

WAS BEWIRKT EIN BLUTZUCKERMANGEL?

● Normal sind Blutzuckerwerte zwischen 85 und 105 Milligramm Glukose pro Deziliter Blut.

● Bei einem Wert von 75 fühlen Sie sich unruhig.

● Bei einem Wert von 65 fühlen Sie sich gereizt, leicht aggressiv oder neigen zu depressiven Verstimmungen.

● Bei einem Wert von 55 sind Sie extrem müde; Angstzustände und Schwindelgefühle können zusätzlich auftreten.

● Bei einem Wert von 45 sind Sie unfähig, einen klaren Gedanken zu fassen. Sie wissen nicht, wie Sie den Tag, die nächsten Stunden meistern sollen. Trotz größter Müdigkeit sind Sie unfähig einzuschlafen.

● Bei Werten unter 45 – der schwersten Form von Hypoglykämie – neigen Sie zu Depressionen bis hin zu Selbstmordgedanken. Es kann zu Kreislaufstörungen, Bewusstlosigkeit bis hin zum Koma kommen.

Typische Müdemacher
- Verfeinerte Kohlenhydrate, vor allem helles Brot, Nudeln, polierter Reis usw.
- Zucker, Süßigkeiten, süße Getränke
- Kaffee, vor allem in Verbindung mit Zucker
- Alkohol
- Nikotin
- Zu viel Salz
- Negativer Stress: Angst, Kummer, Sorgen, Probleme, Arbeitsüberlastung
- Drogen- und Tablettenmissbrauch

Wenn der Tag mit Müdigkeit beginnt

Am schlimmsten geht es Menschen, die bereits morgens mit einem Blutzuckerspiegel von 40 aufwachen. Sie können dem beginnenden Tag keine Freude abgewinnen. Unendlich müde schleppen sie sich ins Badezimmer. Eine halbe Stunde nach dem Frühstück fühlen sie sich etwas besser – da ist ihr Blutzuckerspiegel auf ca. 80. Er sinkt in eineinhalb Stunden auf 70, erreicht dann, meist bedingt durch den Ausstoß von Glukagon, dem Gegenhormon von Insulin, drei Stunden nach dem Frühstück einen Wert von 100 und fällt danach innerhalb von eineinhalb Stunden auf einen Wert von 40 ab. Hier bleibt er mit geringen Schwankungen.

Frauen sind stärker betroffen als Männer

Frauen sind besonders häufig betroffen. Denn sie haben um etwa ein Drittel weniger Glykogen (Kohlenhydratreserven in den Muskeln und der Leber) als Männer. Sie können deshalb den Blutzuckerabfall nicht so lange ausgleichen.

Eine ungesunde Ernährung führt zu einem gefährlichen Auf und Ab des Blutzuckerspiegels. Die Bauchspeicheldrüse leidet darunter am meisten – und sie ist entsprechend anfällig für eine Erkrankung.

Biostoffe für die Fitness

Schlanksein ist die eine Seite der Medaille, Fitness die andere. Beide Seiten hängen unmittelbar miteinander zusammen: Schlanke Menschen sind in der Regel fitter als Dicke, und wer schlank werden möchte, kommt seinem Ziel umso näher, je mehr er in Bewegung bleibt. Wer sich in seinem Körper zu Hause fühlen will, wird irgendwann von selbst auf den Fitnesstrip kommen.

Hormone, Stoffwechsel und Muskeln

Den Körper biochemisch mit Dynamik aufladen – so lautet die Botschaft der Ernährungswissenschaft. Dies bedeutet, dass Muskeltraining allein nicht mehr gefragt ist, sondern in Abstimmung mit dem übrigen Stoffwechsel sowie mit den hormonellen und den zur Verdauung gehörenden Systemen erfolgen sollte.

Der Erfolg jeder sportlichen Betätigung ist davon abhängig, dass den beanspruchten Muskelzellen die entsprechenden Nährstoffe zur Verfügung stehen.

Wenn beispielsweise ein Oberarmmuskel beansprucht wird, erhöht sich die Aktivität im Innern seiner Zellen um ein Vielfaches. Millionen von Eiweißsubstanzen werden in jeder einzelnen Muskelzelle synthetisiert: Rezeptoren, G-Proteine, Effektoren, cAMP-Dienermoleküle, Organellen und Ribosomen (zellinterne Eiweißfabriken), Mitochondrien (Energiebrennkammern), Enzyme, Koenzyme, Immunkörper, Transportproteine und andere Substanzen.

Durch diesen Vorgang entsteht das, was wir als Kraft, Kondition oder Energie bezeichnen. Funktionieren kann das allerdings nur, wenn ausreichend Nährstoffe für die Muskelaktivierung sowie Hormone für die Steuerung des Krafteinbaus vorhanden sind. Nur dann entsteht Power. Fehlt aber der Nachschub in den Muskelzellen, dann ist jede Gymnastikübung nur die Hälfte wert – oder sogar total umsonst.

Rote und weiße Muskeln

Wenn ein Bodybuildingfan von Muskeln redet, meint er meist die so genannte quergestreifte Skelettmuskulatur. Diese nach Masse im Körper dominierenden Muskeln bestehen aus Zellgebilden, die einen Zusammenschluss von dutzenden oder hunderten Zellen darstellen. Daraus entstehen Fasern, zahlreiche Fasern bilden den Muskel. Die Skelettmuskulatur wird unterteilt in rote und weiße Muskeln. Rote Muskeln werden auch langsame Muskeln genannt, sie sind wichtig für Marathonläufer oder die Helden der Tour de France. Weiße Muskeln werden hingegen als schnelle Muskeln bezeichnet, weil sie immer dann gebraucht werden, wenn kurzfristig sportliche Höchstleistungen gefragt sind – also beispielsweise von Sprintern oder Gewichthebern. Es ist allerdings keineswegs so, dass bestimmte Muskelgruppen nur rot, andere dagegen nur weiß wären.

Muskeln sind nicht gleich Muskeln. Es gibt welche, die auf Ausdauerleistungen spezialisiert sind, und solche, die für kurzfristige Extrembelastungen vorgesehen sind.

SO FUNKTIONIEREN DIE MUSKELTYPEN

● Die roten Muskeln bewegen sich langsam. Sie werden über zahlreiche Blutgefäße gespeist, verfügen über viel sauerstoffbindendes Myoglobin (roten Muskelfarbstoff) sowie Mitochondrien (Energiebrennkammern), und sie speichern viel Fett und Glukose als Energiedepots. Rote Muskeln eignen sich deshalb besonders für Ausdauerleistungen.

● Die weißen Muskeln kontrahieren dagegen schnell. Sie werden nur von wenigen Blutgefäßen gespeist, verfügen über wenig oder gar kein sauerstoffbindendes Myoglobin und wenig Mitochondrien. Sie speichern wenig Fett und Glukose.

So entsteht Muskelpower

Ein 70 Kilogramm schwerer Mann hat im Durchschnitt etwa 29 Kilogramm Muskeln. Sie bestehen zu 20 bis 30 Prozent aus Eiweiß, speziell aus den Gewebeproteinen Aktin und Myosin. Gespeist wird die Energiequelle der Muskeln allerdings nicht aus Eiweiß, sondern aus Fett und Kohlenhydraten. Den eigentlichen Energiefunken liefern in der Zelle die so genannten ATP-Moleküle (Adenosintriphosphat).

Muskeln sind Energiefresser: Zur Arbeit benötigen sie Fett und Kohlenhydrate, als Abfallstoff produzieren sie Laktat, das Salz der Milchsäure.

Energielieferant ATP

ATP hat drei Phosphoratome, die in dynamischer Weise zusammengekettet sind, ähnlich drei heliumgefüllten Luftballons, die mit Gummifäden verbunden sind, aber energisch auseinanderstreben. Durchtrennt man die Gummifäden, schnellen die Ballons auseinander – ihre Energie wird frei. In jeder Muskelzelle stecken tausende ATP-Moleküle. Training erhöht ihre Anzahl, deshalb haben gut trainierte Sportler mehr Kondition und Energie.

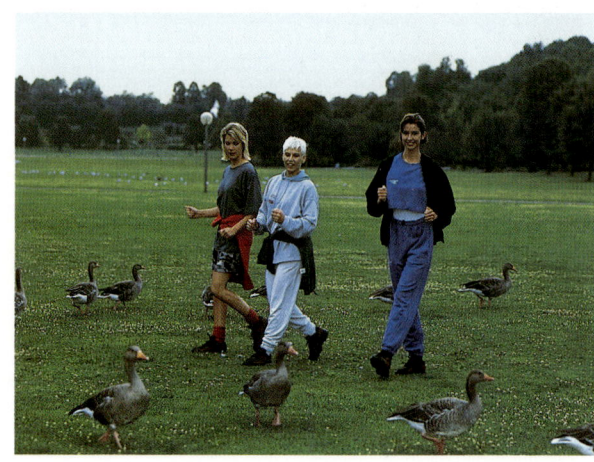

Ausdauersportarten wie Gehen, Jogging oder Rad fahren sind ideale Trainingsmethoden von hohem gesundheitlichem Nutzen.

Laktat – ein Abfallprodukt

Wenn wir gewichtige Hanteln stemmen oder voller Angst vor einem bissigen Hund davonrennen, ist unser gesamtes ATP schon nach ungefähr zehn Sekunden verbraucht. Solange gespeicherte Kohlenhydrate (Glykogen) während der sportlichen Höchstleistung verbrennen, wird ATP in großen Mengen produziert. Als End- bzw. Abfallprodukt entsteht dabei sehr viel Laktat, das Salz der Milchsäure. Dieses kann sich innerhalb von drei Minuten so stark anhäufen, dass es Bewegungen der Fasern des Muskelgewebes schließlich fast unmöglich macht.

Das Laktatsystem

Das so genannte Laktatsystem ist der wichtigste ATP-Lieferant für Trainings- oder Wettkampfeinheiten, die zwischen einer und drei Minuten dauern (z. B. 800-Meter-Lauf, 100-Meter-Schwimmen). Wer trotz eines Laktatstaus weiterrennt, bekommt möglicherweise einen Muskelkater. Dieser wird durch kleinste Risse im verhärteten Muskelgewebe verursacht.

Glukose oder Sauerstoff

Was fehlt jetzt noch? Natürlich der Sauerstoff! Erst wenn freie Fettsäuren und Glukose in den Mitochondrien der Muskelzellen zu CO_2 (Kohlendioxid) und H_2O (Wasser) oxidiert werden (mit Hilfe von Sauerstoff), werden die ATP-Moleküle in einem insgesamt recht komplizierten chemischen Prozess freigesetzt. Normalerweise reichen unsere Fett- und Glukosebestände für fünf Tage Training aus. Die Mitochondrien verlangen jedoch vom Lungenkreislauf mehr Sauerstoff, um diesen Treibstoff auch verheizen zu können.

Um aus Fettsäuren und Glukose Energie gewinnen zu können, sind die Muskeln auf eine funktionierende Sauerstoffzufuhr angewiesen. Dies ist jedem klar, dem beim Sport schon mal die Luft ausgegangen ist.

Ausdauersport benötigt viel Sauerstoff

Das Sauerstoffsystem ist deshalb der ATP-Lieferant für alle Wettkämpfe oder Trainingseinheiten, die länger als drei Minuten dauern. Beim Marathonlauf wird das Sauerstoffsystem praktisch zum einzigen ATP-Lieferanten. Wenn einem solchen Läufer die Luft ausgeht, den Mitochondrien also Sauerstoff fehlt, greifen die Muskelzellen nach dem einfachen Laktatsystem, um zu ihrem nötigen ATP zu kommen. An diesem Punkt spalten sich aerobe und anaerobe Energie zu unterschiedlichen Energieprozessen.

Der Sprint braucht Glukose

Je kürzer und intensiver die Muskelarbeit ist (etwa beim Bodybuilding), desto mehr Kohlenhydrate werden von der Muskulatur verbrannt. Diese Art von Training wird anaerobes Training genannt, weil hier das Laktatsystem gefragt ist. Glukose, die kleinste Einheit der Kohlenhydrate, ist der einzige Brennstoff, der anaerob genutzt werden kann. Je länger dagegen die Trainingseinheit dauert, umso mehr Fett wird verbrannt. Und je besser der Trainierende im Lauf der Wochen und Monate in Form kommt, desto mehr greifen seine Mitochondrien nach Fett, um ATP zu produzieren.

Stoffwechselfabrik Muskulatur

Die Muskulatur ist neben der Leber das größte Stoffwechselorgan des menschlichen Organismus und gleichzeitig eine hocheffiziente chemische Kraftmaschine. Die Muskelzellen setzen bei ihrer Beanspruchung enorme Mengen Kohlenhydrate und Fette um und erzeugen dabei den Stoff, der die Muskeln antreibt, das Adenosintriphosphat (ATP).

Wenn die Muskulatur gefordert wird, hat Fett keine Chance! Bei sportlicher Betätigung werden Kohlenhydrate und Fett in den Muskeltreibstoff ATP umgewandelt. Etwa vorhandenes Übergewicht kann dadurch allmählich abgebaut werden.

Die Ernährung ist entscheidend

Die Vorbereitung der Muskelarbeit durch die Ernährung spielt eine erhebliche Rolle bei der Leistungsfähigkeit. Dabei geht es nicht nur um die Versorgung mit Energieträgern wie Fett und Glukose, sondern vor allem um die ausreichende Bereitstellung von Eiweiß, Spurenelementen, Mineralstoffen und Vitaminen.

Es bringt wesentlich mehr, mit gut gefütterten Muskeln fünf Minuten zu trainieren, als mit schlecht genährten eine Stunde lang.

Die Bedeutung von Eiweiß für die Muskeln

In unseren Muskeln findet ein unablässiger Proteineinbau statt. Ein erheblicher Teil der Aminosäuren (Eiweißbausteine) aus dem Nahrungsbrei im Darm wandert in die Muskulatur.

Bei intensiver sportlicher Tätigkeit wird jedoch die Eiweißaufnahme in den Muskeln stark eingeschränkt – etwa zwischen 20 Prozent bei einem Ausdauertraining und 70 Prozent beim Gewichtheben. Dadurch steht der neu eintreffende Eiweißnachschub gleich zu katabolischen Zwecken, d. h. zur Energiegewinnung, zur Verfügung. Nach der sportlichen Betätigung erholt sich der Körper, und es wird enorm viel Eiweiß ins Muskelgewebe eingebaut.

Während die meisten Aminosäuren die Muskeln erst nach einem Umweg über die Leber erreichen, steuern die Eiweißbausteine Leuzin, Isoleuzin und Valin die Muskeln vorwiegend direkt aus den Verdauungsorganen und übers Blut an. Je intensiver die Muskelarbeit ist, desto mehr Eiweiß wird dem Blut entnommen, um es als Brennstoff zu oxidieren. Dies gilt vor allem für den Eiweißbaustein Leuzin.

Nach neuesten wissenschaftlichen Erkenntnissen trägt Eiweiß (neben Fett und Kohlenhydraten) mit einem Anteil von 5 bis 15 Prozent bei Ausdauersportarten zur Energiegewinnung bei.

Übertriebener Ehrgeiz ist ungesund

Übertriebener Trainingsehrgeiz kann deshalb mehr schaden als nützen. Er führt zu Eiweißverlusten in den Muskeln, und zwar während und nach dem Sport. Der massive Schaden an den Muskelzellen kann anhand von Muskelenzymen nachgewiesen werden, die ins Blut eintreten. Dieser katabole Vorgang ähnelt den Formen von Muskelabbau in langen Hungerphasen. Deswegen empfehlen Physiologen allen sehr hart Trainierenden einen Proteinanteil an der täglichen Nahrung von einem bis zu zwei Gramm Eiweiß pro Kilogramm Körpergewicht, also ungefähr das Doppelte der üblichen Nährstoffempfehlungen.

Wenn Sie sich sportlich betätigen, sollten Sie vor allem auf eine ausreichende Eiweißversorgung achten. Vermeiden Sie außerdem übertriebenen Ehrgeiz; denn Trainingseinheiten, die Sie überanstrengen, führen zu einem Abbau von Eiweiß in der Muskulatur.

Glukosenachschub beim Ausdauertraining

Kohlenhydrate bzw. die Glykogenspeicher in Muskeln und Leber sind ein wichtiges Schutzpolster für das Muskeleiweiß. Wenn diese Depotglukose fehlt, können innerhalb von zwei Stunden harten Trainings bis zu zehn Prozent des Muskeleiweißes verbrannt werden. Die muskelschädigende Quote kann (z. B. bei Marathonläufen oder langen Fahrradstrecken) noch steigen, wenn unterwegs nicht Glukosereiches verzehrt wird (beispielsweise Bananen, süße Nährstoffriegel oder Glukosegetränke).

Der Eiweißbedarf betrifft alle acht essenziellen Aminosäuren (das sind diejenigen, die wir unbedingt mit der Nahrung zu uns nehmen müssen). Eine besondere Rolle spielt die Muskelaminosäure Leuzin, die in größeren Mengen gebraucht wird. Möglicherweise – hier sind sich die Biochemiker noch nicht ganz sicher – hängt dieser Extrabedarf damit zusammen, dass Leuzin eine schmerzstillende Wirkung besitzt.

Eiweiß allein bringt noch keine Muskeln

Der Extraeiweißbedarf aktiver Sportler und Fitnessfans dient dem Ersatz von abgebautem Eiweiß im Körper. In jedem von uns – ganz egal, wie sportlich er ist – werden Tag und Nacht körpereigene Peptide, Enzyme, Proteine aller Art abgebaut und in Form von Aminosäuren und Harnstoff ausgeschwemmt. Wenn wir mehr Eiweiß essen, als wir brauchen, wird der Überschuss aus dem Körper entfernt. Eiweiß wird also nur begrenzt gespeichert und nicht – dies ist ein weit verbreiteter Irrtum – in Form hübscher Muskelpakete an Oberarmen und Schenkeln gewinnbringend angelegt. Wäre dies der Fall, dann würden aus 100 Gramm Extraeiweiß in der Tagesnahrung gleich 500 Gramm Muskelmasse erwachsen, aber dies ist nur ein schöner Traum.

Der Aufbau eines muskulösen Körpers setzt zweierlei voraus: Training und eine eiweißreiche Ernährung.

Leuzin in Nahrungsmitteln
Leuzin ist die typische Muskel- oder auch Sportaminosäure, deshalb sollten Sie ausreichend leuzinreiche Nahrungsmittel zu sich nehmen, wie z. B.

- Fleisch
- Geflügel
- Sojaprodukte
- Eier
- Mais
- Naturreis
- Fisch
- Käse
- Vollkornprodukte
- Hülsenfrüchte

Was Sportler sonst noch brauchen
- Ausreichend Salzsäure im Magensaft
- Ausreichend proteolytische (eiweißzersetzende) Enzyme in Magen und Dünndarm
- Ausreichend Vitamin B6, das Aminosäuren mit der »Stoffwechselschere« zurechtschneidet
- Ausreichend Eisen für den Sauerstofftransport

Kein Muskelwachstum mangels Biostoffen

Weiter verbreitet als der ersehnte Muskelzuwachs bei
Aerobic, Gymnastik, Jazzdance oder Jogging ist leider
eine Stagnation in der Proteinsynthese der Muskeln mit
der Folge, dass sich der erwünschte schlanke, biegsame
und energiegeladene Körper nicht so recht entwickeln
mag. Ursache dafür ist in erster Linie kein Eiweißmangel, sondern eine Mangelversorgung an Biostoffen, die
für die Proteinsynthese benötigt werden.

Nicht nur der Trainingsfleiß zählt

**Bei der sport-
lichen Betäti-
gung benötigen
Sie zusätzliche
Biopower in
Form von
Eiweiß, Vitami-
nen, Spuren-
elementen und
Fettsäuren.
Erst dann
kommt es zu
einem länger-
fristigen Mus-
kelzuwachs.**

Wird auch nur eine der oben genannten Voraussetzungen nicht erfüllt, dann kann es trotz größten Trainings-
fleißes keine straffen Muskeln, keine optimale Körper-
haltung und auch keine attraktive Strandfigur geben.
Wird das entsprechende Defizit jedoch korrigiert, spürt
man den Erfolg unter Umständen schon nach dem ersten Trainingstag.

Außer den im Kasten auf Seite 43 genannten wesentlichen Voraussetzungen müssen natürlich viele weitere
Biosubstanzen in der Tageskost des Fitnessfans enthalten sein. Dabei ist auch zu berücksichtigen, dass viele
Frauen und Männer schon mit einem beträchtlichen
Defizit an wichtigen Nährstoffen im Blut das Body-
buildingstudio oder die Tartanbahn betreten.

Eiweißreiche Ernährung mit Rohkost

Eine Komplettversorgung mit Volleiweiß, in der alle
acht essenziellen Aminosäuren in ausreichender Menge
vorhanden sind, macht schon nach gut einer Stunde
spürbar fitter – so schnell reagiert der Körper auf die ersehnte Eiweißzufuhr. Wenn Sie seufzen: »Ich fühle mich

so schlapp!« oder vergnügt ausrufen: »Heute fühle ich mich toll!«, ist in wahrscheinlich der Hälfte aller Fälle der augenblickliche Eiweißwert maßgeblich dafür verantwortlich.

Kleinere Portionen essen

Sehr wichtig ist es, mehrmals am Tag kleinere Portionen zu essen, in denen alle acht essenziellen Eiweißbausteine enthalten sind. Dies lässt sich nur durch eine fein abgestimmte Mischkost erreichen. So sind beispielsweise Nüsse und Vollkorn arm an den Aminosäuren Lysin und Tryptophan; Hülsenfrüchte haben dafür weniger Schwefelaminosäuren wie Zystein oder Methionin. Eine gemischte Gemüseplatte enthält alle diese Eiweißstoffe zusammen.

In Mexiko essen die Menschen seit Jahrtausenden viel Mais zusätzlich zu schwarzen Bohnen. Die beiden Lebensmittel zusammen enthalten alle acht essenziellen Aminosäuren.

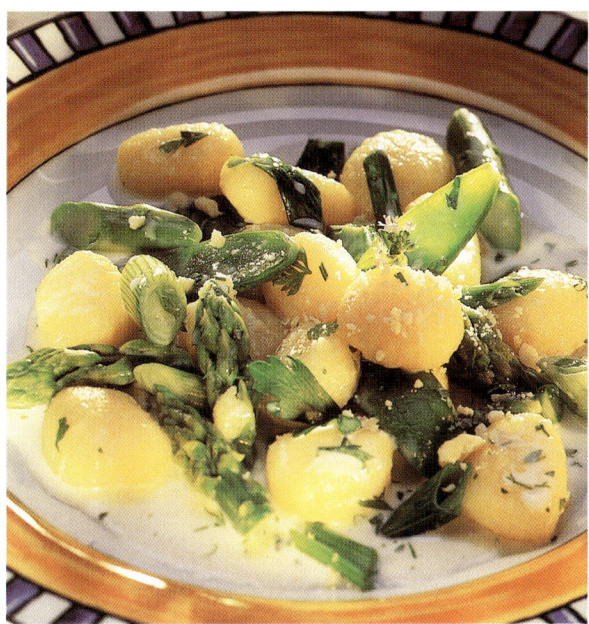

Leichte Kost, frische Zutaten und lieber mehrere kleine Portionen am Tag: So ernähren Sie sich richtig.

Eiweißschub vom Gemüseteller

Bei der optimalen Versorgung des Körpers mit Eiweiß kommt es vor allem auf die richtige Zusammenstellung der Nahrungsmittel an.

Wenn Sie die Gemüseplatte als Rohkost verzehren, ist der Eiweißschub noch dynamischer: Alle wichtigen Aminosäuren sind in ihrer biodynamischen L-Form vorhanden; außerdem enthält Rohkost viele Enzyme, die das Eiweiß schnell zu Aminosäuren abbauen helfen.

Wer nicht nur auf Fleisch, sondern auch auf Eier und Milchprodukte verzichtet, nimmt durchschnittlich ein Drittel weniger essenzielle Aminosäuren zu sich. Dies reicht jedoch immer noch aus, wenn die Mischung auf dem Teller stimmt.

SO ERNÄHREN SIE SICH RICHTIG

- Essen Sie viel frisches Mischgemüse.
- 70 Gramm Fleisch oder Fisch am Tag genügen.
- Nehmen Sie lieber mehrere kleine als drei große Hauptmahlzeiten am Tag zu sich.
- Ideale Snacks für zwischendurch sind Nüsse, Vollkornmüsli oder Sojaknabbereien.
- Rohkost ist besser als gekochtes Gemüse. Um die gleiche Eiweißaufnahme zu erreichen, müssen Sie dreieinhalbmal so viel gekochtes Gemüse essen.
- Gebratenes oder frittiertes Fleisch, Fisch und Geflügel verlieren an Eiweißwert, weil die Aminosäuren ihre molekulare Form verändern. Tofu und Magerkäse geben den Muskeln mehr Eiweiß.
- Verzichten Sie auf keinen Fall auf Kalorien aus Kohlenhydraten. Die Kohlenstoffatome in den Kohlenhydraten sind für die Verarbeitung von Eiweiß notwendig.
- Wer auf Rohkost verzichtet, sollte sich eiweißzersetzende Enzyme (aus der Apotheke) besorgen, z. B. ein Arzneimittel mit Pankreatin.

Vitamin B6 baut Ihre Muskulatur auf

Auch Vitamin B6 ist überall am Muskelaufbau beteiligt. Jede Aminosäure bzw. jedes Protein muss erst in die Vitamin-B6-Werkstatt, ehe der Stoffwechsel etwas damit anfangen kann. Dieser Biostoff ist die Schere, die Eiweiß im Stoffwechsel zurechtschneidet, u. a. auch zu Muskelproteinen.

Sechs verschiedene Formen

Es gibt sechs verschiedene Formen von Vitamin B6 (Pyridoxin), so genannte Vitamere. Die bedeutendste davon ist Pyridoxalphosphat. 80 Prozent des gesamten Körpergehalts an Vitamin B6 ist als Pyridoxalphosphat in den Muskeln konzentriert. Davon wiederum sind 80 Prozent an der so genannten glykolytischen Phosphorylierung beteiligt, dem schon erwähnten Aufbau der ATP-Energiemoleküle in den Muskelzellen. Ohne Vitamin B6 sind unsere Muskeln toter Eiweißschrott. Erst Vitamin B6 erfüllt sie mit Leben und mit Power – je nachdem, wie viel Pyridoxalphosphat ihnen zur Verfügung steht.

Gute und schlechte Tage

Das wichtige Vitamin B6 baut sich bei Idealkost in vielen Körpergeweben innerhalb weniger Stunden auf. Nicht so das Pyridoxalphosphat in den Muskeln, dazu werden mehrere Tage benötigt. Deswegen bringt Kraftsport ohne das Vitamin wenig; je mehr aber die Reserven im Gewebe aufgefüllt werden, desto rascher wachsen die Muskeln. Das ist auch die Erklärung dafür, warum ein Sportler an einem Tag eine Glanzleistung vollbringt, am nächsten aber versagt. So ergeht es auch den Fitnessfans, sie erwischen ihre guten und ihre schlechten Tage.

Gerade hinsichtlich der Vitamin-B6-Versorgung sieht es bei vielen Trainierenden, Sport- und Fitnessfans düster aus. Sie könnten alle über ihren Muskelzuwachs in Entzücken geraten, wenn sie nur mehr auf ihren Vitamin-B6-Haushalt achten würden.

Vielleicht fehlt es an Vitamin B6

Bananen enthalten nicht nur besonders viel Vitamin B6, sondern haben auch einen hohen Gehalt an Kalium sowie an den Vitaminen A und C.

Eine der Ursachen für den Wechsel zwischen guten und schlechten Tagen, zwischen starker und schwacher Form, ist also die jeweilige Konzentration an Vitamin B6 in den Muskeln. Dass Leistungsschwankungen bei Frauen besonders groß sind, hängt mit ihrem Extrabedarf an Pyridoxalphosphat zusammen.

Pyridoxalphosphat spielt auch eine erhebliche Rolle in der Fettverwertung, vor allem im Stoffwechsel mehrfach ungesättigter Fettsäuren, die für unsere schlanke Linie von Bedeutung sind. Außerdem gibt es jetzt wissenschaftliche Hinweise dafür, dass der Fettsäurentransfer durch Karnitin in die Energieöfen der Muskelzellen von Pyridoxalphosphat abhängig ist. So mausert sich dieses eher unscheinbare Vitamin hinter dem Sichtfenster moderner Analysegeräte zu einem der wichtigsten Powerstoffe überhaupt.

Vitamin B6 – worin es enthalten ist

Müdigkeit, Nervosität, Gereiztheit, Konzentrationsschwäche, Kreislaufprobleme, Sehbeschwerden und Muskelschwäche können erste Warnhinweise auf Vitamin-B6-Mangel sein.

Enthalten ist der potente Biostoff vor allem in folgenden Nahrungsmitteln.

- Sojaprodukten (Tofu)
- Nüssen
- Bananen
- Fleisch
- Leber
- Spinat
- Weizenkeimen
- Samen und Kernen
- Vollkornprodukten
- Fisch
- Geflügel
- Avocados

Junge und geschmeidige Gelenke

Alterungsprozesse zeigen sich oft zuerst in den Gelenken. Wenn sie schmerzen, sich nicht mehr voll bewegen lassen, sich anfühlen, als wären sie verknöchert, dann sind sie biochemisch womöglich schon einige Jahre älter als andere Körperteile.

Wie die Gelenke funktionieren

Gelenke sind bewegliche Knochenverbindungen, befestigt mit kräftigen, flexiblen Bändern aus Kollagenfasern. Weil die harten Knochen in den Gelenkhöhlen aneinanderstoßen, hat die Natur sie mit Knorpelmasse gepolstert. Außerdem sind die Gelenke noch mit einer geleeartigen, stoßdämpfenden Schmierflüssigkeit gefüllt, der so genannten Synovialflüssigkeit.

Gelenke brauchen Schutz

Die Beweglichkeit der Gelenke voll auszunutzen fällt vielen heute schwer, weil die Gelenke abgenutzt oder ausgetrocknet sind. Anders als die Schleimhäute, deren Zellen sich alle paar Tage regenerieren, ist die Innenschicht der Gelenkkapseln nicht ohne weiteres instand zu setzen. Die Gelenke werden zudem besonders stark beansprucht, deshalb sind sie anfällig für Verschleiß und brauchen Schutz.

Gelenkschäden werden meist den arthritischen Krankheiten bzw. dem rheumatischen Formenkreis zugeordnet, sie sind fast immer von Entzündungen begleitet. Zunächst schwillt die Synovialmembran an, dann kommt es zum Austritt von Gelenkflüssigkeit, der Gelenkknorpel dünnt aus, das Gelenk wird locker. Schließlich reibt sich der Gelenkknorpel ganz ab, und die Knochen stoßen schmerzhaft aufeinander.

Jedes Gelenk gestattet nur ganz bestimmte Bewegungen. Man denke beispielsweise an den Unterschied zwischen Schultergelenk und Kniegelenk.

Gelenkprobleme durch falsche Ernährung

Arthritische und rheumatische Gelenkerkrankungen sind fast immer ernährungsbedingt, auch wenn sie durch Kälte, Nässe und einseitige Belastung begünstigt werden. Genau wie alle anderen Beschwerden oder Krankheiten haben kranke Gelenke ihren Ursprung in teilweise zerstörten Zellen.

Für die Schmierflüssigkeit bzw. den Knorpel hat die Natur eine besondere Art von Substanzen aufgebaut: so genannte Protoglykane, die viel Wasser und Mineralsalze binden, sich also vollsaugen können, und die komplexe Polysaccharide als Bestandteil enthalten. Vor allem die Eiweißhälfte dieser großen Moleküle ist gegenüber Fehlernährung sehr anfällig. Was Protoglykane überhaupt nicht verkraften, ist eine Kost aus nährstoffarmen Lebensmitteln wie Süßspeisen, Dosen- und Fertiggerichten, hellen Teigwaren, Limonaden oder Colagetränken.

Schuld an Gelenkentzündungen ist oft eine falsche Ernährungsweise, wobei der Verzehr von zu viel Fleisch bzw. Fastfood die Hauptrolle spielt.

Fastfood und Fleisch

Gelenkentzündungen werden zusätzlich begünstigt, wenn Sie außer Fastfood auch noch zu viel Fleisch essen. Darin enthaltene Fettsäuren, wie beispielsweise die Arachidonsäure, führen zur erhöhten Produktion bestimmter Prostaglandine, das sind Gewebehormone, die eine Immunreaktion des Körpers hervorrufen können: Massenweise strömen weiße Blutkörperchen in die Entzündungsherde und stoßen dort Enzyme und giftige Substanzen aus. Die weißen Blutkörperchen reagieren auf die Gewebehormone wie auf Krankheitserreger. Die Prostaglandine veranlassen nun die Zellen, um ebenfalls Enzyme in den entzündeten Bereich auszustoßen. Sie locken weitere weiße Blutkörperchen an, und so breitet sich die Entzündung wie ein Teufelskreis aus.

Autoimmunerkrankungen

Wissenschaftler nennen so etwas eine Autoimmuner-
krankung. Diese wird vom Körper selbst hervorgerufen,
und sie speist sich selbst immer weiter aus dem eigenen
Stoffwechsel. Dabei spielt die Dauerbelastung der Gelenke eine wichtige Rolle. Im Gegensatz zu älteren oder
alten Menschen, die häufiger an Abnutzungsarthritis
oder degenerativen rheumatischen Erkrankungen leiden, sind die entzündungsbedingten Gelenkprobleme
typisch für sehr viele jüngere Menschen.

Das erste Ziel heißt Beschwerdefreiheit

Um sich fit und aktiv zu fühlen, muss man zuerst dafür
sorgen, dass die Gelenke von den Beschwerden befreit
werden. Dann kann die Muskulatur wieder aufgebaut
werden, die durch die instinktive Schonhaltung wegen
der Gelenkprobleme zurückgegangen war.

**Was die Gelenk-
beschwerden
beschleunigt, ist
ein Verlust an
Muskelmasse,
der meist mit
der Entzündung
einhergeht.**

So entstehen Gelenkschmerzen

● Die Fettsäure Arachidon im Fleisch führt zur erhöhten Produktion von Gewebehormonen, die den Körper
irritieren. In den Gelenken treffen sich weiße Blutkörperchen, Enzyme, fiebererregende Pyrogene und die
Mittlerstoffe Zytokine.
● Durch diese Vorgänge werden die Nervenbahnen
stark belastet, schmerzähnliche Empfindungen oder
tatsächliche Schmerzen stellen sich ein.
● Gewebehormone leiten die Eiweißfreisetzung aus
den Muskeln und damit den Muskelabbau ein.
● Die Gelenkknorpel bauen sich langsam ab; es
entsteht eine entzündliche Arthrose.

Auf Fisch umstellen

Die Arachidonsäure aus dem Fleisch, der eigentliche Verursacher der Gelenkschäden, wird hauptsächlich in Phosphorfettstoffen in der Zellwand eingelagert. Durch eine Umstellung der Ernährung lässt sich die Verarbeitung der Arachidonsäure positiv beeinflussen. Am besten wirken mehrfach ungesättigte Fettsäuren vom Typ der Omega-3-Fettsäuren, die vorwiegend in Kaltwasserfischen enthalten sind – beispielsweise in Hering, Makrele, Heilbutt, Rotbarsch und Kabeljau.

Durch eine Umstellung Ihrer Ernährung können Ihre Gelenke wieder schmerzfrei werden. Essen Sie statt Fleisch lieber Fisch – aber auch kaltgepresste Pflanzenöle sind gut für die Gelenke.

Wenn Sie auf Fleisch ganz verzichten und es durch Fisch ersetzen, werden in Ihrem Körper bis zu 70 Prozent weniger Prostaglandin-E2-Moleküle produziert. Eine solche Ernährungsumstellung hat vor allem eine rasche heilende Wirkung auf empfindliche und geschwollene Gelenke.

Mit Linolensäure gegen Entzündungen

Wenn Sie Fisch nicht mögen, können Sie auch auf Linolensäure ausweichen, das ist eine essenzielle Fettsäure, die in kaltgepressten Pflanzenölen wie Sonnenblumenöl oder Leinsamenöl, am reichhaltigsten aber in Nachtkerzenöl und Borretschsamenöl enthalten ist.

Essenzielle Fettsäuren lindern Entzündungen noch schneller und direkter. Linolensäure konkurriert dabei mit der Arachidonsäure um die Verbindung mit dem Enzym Zyklooxigenase, so dass viel weniger Prostaglandin-E2-Moleküle entstehen. Nachtkerzenöl besteht zu 82 Prozent aus Linol- bzw. Linolensäure, Borretschsamenöl zu rund 70 Prozent. Beide Öle können Sie im Reformhaus oder in der Apotheke kaufen. Sonnenblumenöl und Leinsamenöl bekommen Sie auch im Supermarkt um die Ecke.

Gesunde Ernährung statt Medikamente

Auch andere schmerzhafte oder unangenehme Entzündungen werden durch eine Umstellung von Fleisch auf Fisch oder durch die Verwendung von Speiseöl mit einem hohen Gehalt an essenziellen Fettsäuren gelindert oder sogar ganz geheilt. Denn der Stoffwechsel läuft im Prinzip stets gleich ab, und die Vorgänge bei einer Entzündung sind im Grund immer gleich. Auch Ischiasschmerzen und andere Neuralgien können durch die oben genannte Ernährungsumstellung abklingen.

Ärzte verschreiben bei Gelenkschmerzen gern bestimmte Schmerzmittel, so genannte nichtsteroidale Antirheumatika. Sie hemmen die beschriebene Zyklooxigenase und somit die Herstellung der Prostaglandine. Andere Arzneimittel, wie beispielsweise Kortison, hemmen die Freisetzung der Arachidonsäure aus den Phospholipiden der Zellwände. Dies lässt sich auf natürliche Weise ohne gefürchtete Nebenwirkungen erreichen, wenn man den Ratschlägen der Natur folgt, die im Zweifelsfall stets der bessere Arzt ist.

Verwenden Sie möglichst kaltgepresste Pflanzenöle; besonders gut geeignet sind Leinsamenöl, Sonnenblumenöl oder Sojaöl. Diese sollten jedoch nicht stark erhitzt werden. Zum Braten ist Olivenöl besser.

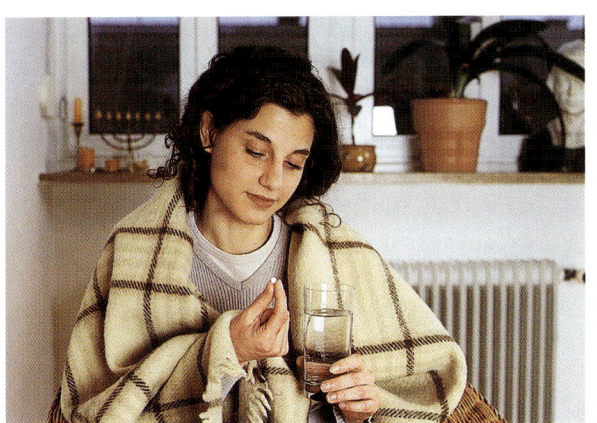

Wenn Kopfschmerz oder Fieber noch erträglich sind, sollten Sie nicht zur Medikamentenschachtel greifen. Oft lässt sich mit der richtigen Ernährung langfristig mehr erreichen.

Spurenelement Eisen – Biostoff für die Fitness

Müdigkeit und körperliche Schwäche sind meist keine Frage fehlender Kondition, sondern treten auf, wenn zu wenig Eisen im Blut zirkuliert. Das Spurenelement Eisen bringt in Gemeinschaftsarbeit mit Hämoglobin (dem roten Blutfarbstoff) und Myoglobin (dem roten Muskelfarbstoff) den Sauerstoff in die Brennkammern der arbeitenden Muskelzellen.

Eisenmangel ist weit verbreitet, typische Symptome sind Müdigkeit und Mattigkeit, Kopfschmerzen und Schlafstörungen. Viele Menschen führen das allgemeine Schwächegefühl – wenn sie nicht auf die immer passende Erklärung von der Wetterfühligkeit kommen – auf fehlende sportliche Kondition zurück und entscheiden sich für ein Fitnesstraining. Damit kurieren sie jedoch nicht die eigentliche Ursache der Symptome – ihren Eisenmangel. Dieser kann durch das Fitnesstraining sogar noch verstärkt werden – ein Teufelskreis!

Eisenmangel durch Ausdauersport?

Viele Ausdauersportler haben Eisenwerte, die im mittleren und unteren statistischen Bereich liegen. Wissenschaftler bezeichnen dies auch als Sportanämie. Verursacht werden die zu niedrigen Hämoglobinkonzentrationen durch das Training, das zu einem höheren Volumen an Blutplasma führt. Die roten Blutkörperchen erreichen nicht mehr dieselbe Konzentration wie in einer geringeren Plasmamenge. Viele weibliche (und auch männliche) Athleten entwickeln aber auch eine echte Anämie mit zu niedriger Gesamtkonzentration an roten Blutkörperchen.

Als sicher gilt, dass Langstreckenläufer zu wenig Ferritin (das ist eiweißgebundenes Eisen) im Blut haben, u. a., weil speicherfähiges Eisen in große Muskeln eingebaut wird. Eine Studie aus den USA hat ergeben, dass 5 bis 58 Prozent aller männlichen Athleten und 40 bis 80 Prozent der weiblichen Sportler zu niedrige Eisenwerte aufweisen.

Hinzu kommt, dass Frauen durch den Blutverlust während der Menstruation einen deutlich höheren Eisenbedarf haben als Männer.

Effektiveres Training mit eisenreicher Ernährung

Die sportliche Betätigung könnte wesentlich effektiver zu mehr Energie und Kondition führen, wenn ausreichend Eisen zur Verfügung stünde. Oder anders herum ausgedrückt: Man käme mit einem reduzierten Trainingsprogramm aus. Die Ursache von Eisenmangel bei sportlich aktiven Menschen ist meist eine falsche Ernährung mit eisenarmen Lebensmitteln.

Typisch ist der Eisenmangel bei Frauen und Männern, die möglichst wenig wiegen sollen (z. B. Marathonläufer,

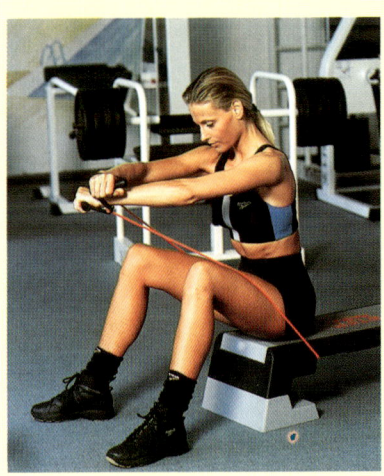

Genügend Eisen ist vor allem für Sport treibende Frauen wichtig.

Eiskunstläufer oder Tänzer), oder die für die Ausübung ihres Sports nicht zu viel essen sollen. Ein Fitnesstraining erhöht die Ausscheidung von Eisen aus dem Körper und stört die Eisenaufnahme im Stoffwechsel.

Mehr Eisen durch Vitamin C

Die Einnahme von Eisentabletten steigert im Allgemeinen die Leistungsfähigkeit – aber nicht in jedem Fall. Bei Ausdauerathleten bleiben möglicherweise Eisenspeicher leer, selbst wenn die Eisenzufuhr korrigiert wird. In diesen Fällen hat der Eisenmangel andere Ursachen. Häufig ist dies ein Vitamin-C-Mangel. Dieses Vitamin ist für den Eisenstoffwechsel unverzichtbar.

So können Sie Eisen besser verwerten

Bei Eisenmangel ist es empfehlenswert, mehr mageres dunkles Fleisch bzw. auch dunkles Geflügel (z. B. Ente) zu essen. Zu Brot, Müsli oder anderen Vollkornprodukten sollten Sie – besonders bei rein vegetarischer Ernährung – Grapefruit-, Orangensaft oder ein anderes Vitamin-C-reiches Getränk anstelle von Tee, Kaffee oder Limonade zu sich nehmen. Wenn Sie Hülsenfrüchte zu Geflügel oder Fisch essen, erhöht sich Ihre Eisenresorption beträchtlich.

Worauf Frauen achten sollten

Sportliche Frauen haben einen anderen Nährstoffbedarf als Männer. Dies betrifft vor allem die Biostoffe Glukose, Eisen, Kalzium, Vitamin B6 und Vitamin C. Hochleistungs- und Rekordsportlerinnen haben manchmal gar keine oder keine regelmäßige Menstruation mehr. Diese Sportlerinnen verlieren zwar weniger Eisen, dafür sinken aber ihre Östrogenwerte, was wiederum die Knochen schwächt. Die Knochen dieser Frauen werden durch hartes Training einerseits gefestigt, andererseits durch Östrogenmangel geschwächt. Sportphysiologen empfehlen deshalb, den Körper nicht bis zur Leistungsgrenze zu belasten, sondern jeweils nur so viel zu trainieren, wie es Spaß macht.

Auch weniger sportliche Frauen sollten auf eine ausreichende Eisenversorgung durch die Ernährung achten.

Frauen fehlt oft Glukose

Frauen verfügen über niedrigere Konzentrationen an Glukose in Leber, Muskeln und Blut. Weil mit den ersten Schweißtropfen im Training schon viel Glukose in Muskelzellen als Schnellenergie verbrannt wird, geht Frauen eher die Kraft aus als Männern. Glukose ist auch Energielieferant für Gehirn- und Nervenzellen, ein sportbedingter Mangel führt deshalb bei Frauen manchmal zu Gereiztheit, Nervosität, nervöser Unruhe und ähnlichen Symptomen.

Eisenversorgung sichern

Ein absolutes Muss für Frauen, die Sport treiben, ist eine ausreichende Versorgung mit Vitamin C, das die Eisenverwertung des Stoffwechsels bedeutend verbessert. Wissenschaftler empfehlen deshalb den täglichen Konsum von frischem, säuerlichem Obst (z. B. Grapefruits, Orangen, Zitronen oder Kiwis).

Diese Lebensmittel halten Sie fit

Was sollen Sie nun essen, um fit zu bleiben? Wichtig sind vor allem Abwechslung – und viel frisches Obst und Gemüse. So können Sie gar nichts falsch machen.

Anis

Sobald dieses wohlschmeckende Gewürz den Weg in unseren Darm gefunden hat, befreit es uns von Blähungen. Anis entwässert auch den Körper, indem es die Urinproduktion anregt. Zudem verstärkt es die Schweißbildung und senkt dadurch Übergewicht, das durch zu viel Wasser im Körper verursacht wurde. Schließlich verflüssigt Anis den Schleim, den die Bronchien bei einer Infektion absondern.

Avocado

Diese aus südlichen Ländern stammende Baumfrucht liefert eine Menge an kostbaren Biostoffen. Dazu gehört auch die Linolsäure, eine essenzielle Fettsäure. Außerdem ist die Avocado reich an einem speziellen Kohlenhydrat, das die Insulinproduktion in der Bauchspeicheldrüse unterdrückt. Auf diese Weise wird der Blutzuckerspiegel auf einem relativ hohen Niveau gehalten, wodurch Nerven und Gehirn besser mit dem Energiestoff Glukose versorgt werden.

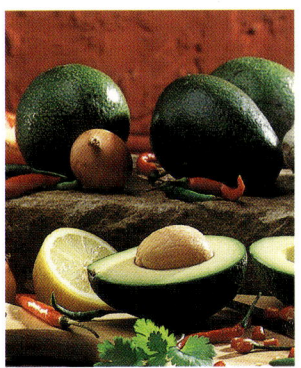

Gesunder Brotaufstrich in praktischer Verpackung: die Avocado.

Basilikum

Dieses intensive Gewürz lässt sich gut auf dem Fensterbrett in der Küche ziehen. Basilikum verwendeten schon die alten Römer gern, wenn sie zu sehr der Völlerei gefrönt hatten. Denn das Kraut wirkt hervorragend gegen Blähungen und Darmverstimmungen.

Bierhefe

Bei der Bierhefe handelt es sich um Zuchthefe, wie sie bei der Bierherstellung verwendet wird. Sie ist ein Wunder der Natur, reich an B-Vitaminen und Spurenelementen wie Zink, Mangan, Selen, Chrom usw., die unsere rund 70 Billionen Körperzellen benötigen. Den Fitmacher bekommen Sie im Reformhaus. Sie brauchen jedoch nicht so viel zu nehmen, wie in der Dosierungsanleitung auf der Packung angegeben ist. Schon eine Tablette morgens zum Frühstück bringt den Stoffwechsel in Fahrt.

Buchweizen

Dieses getreideähnliche Knöterichgewächs galt früher als Nahrungsmittel der ärmeren Bevölkerung. Doch welch ungeheurer Reichtum steckt in den kleinen Körnern! Buchweizen ist eine der ganz wenigen Pflanzen, die alle acht essenziellen (lebensnotwendigen) Aminosäuren (Eiweißbausteine) besitzen. Er stellt daher für Vegetarier den besten Fleischersatz dar. Ideal ist Buchweizen auch für Menschen, die gern ein paar Pfund abnehmen möchten.

Chili

Dieser scharfen Pfefferschote verdanken wir den pikanten Geschmack der damit gewürzten Speisen. Die kleinen getrockneten Chilifrüchte sind voll mit dem Scharfstoff Kapsaizin, der einer Blutverklumpung entgegenwirkt und damit den Blutfluss verbessern kann. Chili beugt Migräneanfällen und Zahnschmerzen vor. Er macht außerdem Magen- und Darmbakterien unschädlich, ehe diese sich ausbreiten und für Beschwerden sorgen können.

Eine Schale gekochter Buchweizen mit etwas Butter oder einem Teelöffel Pflanzenöl morgens zum Frühstück versorgt den Organismus bis zum frühen Nachmittag mit viel Eiweiß, hochwertigen Fettsäuren und der nötigen Stärke.

Dill

Dieses Küchenkraut fand schon in grauer Vorzeit Verwendung. Auch unter der Lupe der modernen Molekularforscher erweist sich, dass Dill eine äußerst wirkungsvolle Verdauungshilfe ist. Das Gewürz regt außerdem noch den Appetit und die Milchproduktion stillender Mütter an.

Dinkel

Lange Zeit war diese scheinbar kümmerliche Spelzenweizenart in Vergessenheit geraten. Dabei gebührt dem Dinkel und dem Grünkern – der nichts anderes ist als unreifer Dinkel – mit ihrem Reichtum an Nährstoffen Platz eins unter den Getreidearten, noch vor Weizen, Roggen oder Hafer.

Fenchel

Fenchel als Gemüse enthält reichlich Karotin (Vorstufe von Vitamin A), Vitamin B und Vitamin C. Es liefert viel Kalium, Kalzium und Eisen. Fenchelsamen wirken (wie Anis) gegen Blähungen.

Schon in der Antike schätzte man den Fenchel wegen seines anisartigen Geschmacks und seiner vielfältigen Heilkräfte.

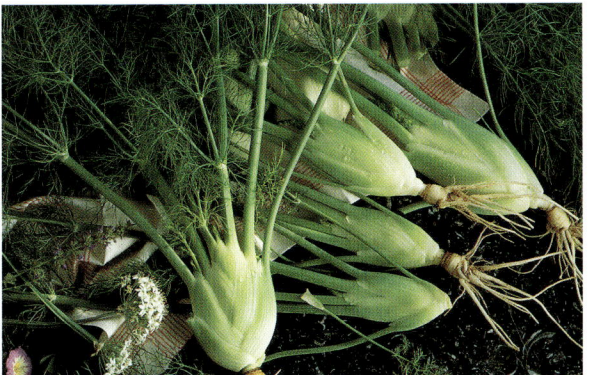

Fenchel bietet für die gesunde Küche eine Vielzahl von Variationsmöglichkeiten. Er schmeckt als Salat genauso gut wie als Gemüse.

Ginseng

Diese Energiewurzel war den alten Chinesen schon vor 5000 Jahren wohl bekannt. Die darin enthaltenen Wirkstoffe Arabinose, Kampfer sowie verschiedene Gineoside, Saponine und andere hochaktive Pflanzenstoffe bringen die Zelltätigkeit in Gehirn, Herzmuskel und Gefäßwänden auf Trab. Ginseng stimuliert die Nerven ebenso wie das Immunsystem, wirkt Durchblutungsstörungen entgegen, hilft bei Konzentrationsschwäche und kurbelt die Produktion von Sexualhormonen an. Man sollte jedoch nicht mehr als ein halbes Gramm täglich davon einnehmen, weil es sonst zu unangenehmen Nebenwirkungen kommen kann.

Ingwer

Auch dieses aus Indien und China stammende Gewürz ist eines der besten natürlichen Medikamente gegen Durchblutungsstörungen. Es wirkt gegen Übelkeit und fördert die Aktivität der Verdauungsorgane. Am besten verwendet man die frische Wurzel.

Achten Sie darauf, dass Sie Joghurt nicht als Abendmahlzeit zu sich nehmen. Dann lässt er sich nämlich nicht mehr so gut verdauen.

Joghurt

Krankheitserregende Bakterien und Pilze im Darm haben keine Überlebenschance, wenn man regelmäßig Joghurt isst. Die darin enthaltenen Bakterienstämme vom Typ Lactobacillus acidophilus sorgen für eine gesunde Darmflora, die vorher durch den Genuss von zu vielen Weißmehlerzeugnissen und Süßigkeiten zerstört und auf diese Weise zum Nistplatz von Darmpilzen wurde. Joghurt befreit von Blähungen und von Durchfall ebenso wie von Verstopfung. Es empfiehlt sich allerdings, Naturjoghurt zu essen anstelle von stark gesüßtem Fruchtjoghurt mit künstlichen Aromastoffen.

Knoblauch

Auch dieses würzige Lauchgewächs bekämpft die Candidapilze im Darm. Der in ihm enthaltene schwefelhaltige Wirkstoff Allizin fördert darüber hinaus die Durchblutung und senkt den Blutdruck. Außerdem verbessert Knoblauch die Blutfettwerte. Seine Inhaltsstoffe helfen beim Aufbau von positiv wirkendem Cholesterin, dem HDL (high density lipoprotein = Fetteiweißstoffe mit hoher Dichte). Das schädliche Cholesterin LDL (low density lipoprotein = Fetteiweißstoffe mit geringer Dichte) wird gleichzeitig gesenkt.

Kümmel

Dieses Gewürz gehört ganz vorn aufs Küchenregal. Bei blähenden Speisen wie Kohl, Hülsenfrüchten oder frischem Schwarz- und Mischbrot beugt es der lästigen Gasbildung im Darm vor. Generell ist der schmackhafte Kümmel im Verbund mit anderen Gewürzen (z. B. Anis oder Fenchel) eine hervorragende Verdauungshilfe. Kauen Sie daher vor Ihren Mahlzeiten ein paar Kümmelkörner. Das regt den Appetit und die Produktion Ihrer Verdauungssäfte an.

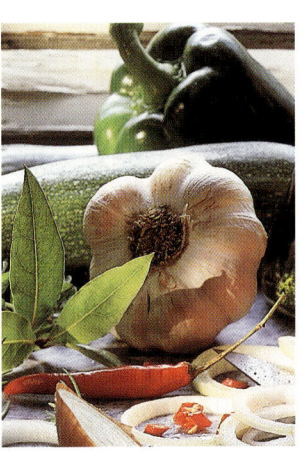

Ein Heilmittel aus dem Gewürzregal: der Knoblauch.

Meerrettich

Gerade weil er so scharf ist, wirkt er als gutes Hausmittel gegen Bronchitis. Denn er verflüssigt das Bronchialsekret, so dass es sich besser abhusten lässt. Auch bei Gelenkschmerzen und rheumatischen Erkrankungen kann Meerrettich durch seine durchblutungsfördernde Wirkung helfen.

Melasse

Der sirupartige Rückstand, der bei der Zuckergewinnung anfällt, ist in erster Linie als Tierfutter bekannt. Melasse ist sehr reich an B-Vitaminen und Spurenelementen wie Zink, Chrom, Kupfer, Mangan und Selen. Das macht sie auch für den Menschen zur idealen Nahrungsergänzung. Melasse können Sie in heißer Milch auflösen oder einem Müsli untermischen.

Neben der Bierhefe ist die Melasse das beste und praktischste Nahrungsergänzungsmittel: voller Biostoffe, preiswert und einfach anwendbar.

Olivenöl

Kaltgepresst sollte es sein, dann ist dieses Öl ein wertvoller Lieferant von hochwertigen Fettsäuren und den Vitaminen A und E. Olivenöl senkt den Cholesterinspiegel und wirkt heilend bei Leber- und Gallenblasenerkrankungen, indem es den Gallenfluss fördert. Anders als andere kaltgepresste Pflanzenöle enthält Olivenöl mehr einfach ungesättigte Fettsäuren. Deshalb ist es auch zum Braten geeignet (mehrfach ungesättigte Fettsäuren sollten nicht stark erhitzt werden).

Paprika

Das Paprikagewürz enthält wie Chili und Pfeffer den Scharfstoff Kapsaizin. Gemüsepaprika ist außerordentlich reich an Vitamin C und Karotin – besonders die roten und die gelben Schoten – sowie Mineralstoffen. Am wirksamsten sind die Paprikaschoten, wenn sie roh verzehrt werden.

Pfeffer kurbelt die Produktion wichtiger Verdauungssäfte, vor allem der Magensäure, an.

Pfeffer

Ob Cayennepfeffer, grüner oder schwarzer Pfeffer – stets sind es die Wirkstoffe Kapsaizin, Kapsakutin, Kapsiko oder das Alkaloid Piperin, die unseren Speisen die gewünschte Schärfe verleihen.

Senf

Je schärfer, desto besser. Der Senfsamen mit seinen scharfen, hochwirksamen Glukosidwirkstoffen ist seit Jahrhunderten ein überliefertes Heilmittel gegen rheumatische Beschwerden oder Ischiasschmerzen (als Senfpflaster), Bronchitis oder Erkältung (als heißer Senfwickel) und gegen Verdauungsstörungen.

Senf greift bereits im Darm krankheitserregende Mikroorganismen und sogar Krebs erregende Stoffe wie Benzpyren an. Diese so genannten Karzinogene produzieren entweder gefährliche freie Radikale, oder sie attackieren direkt den Zellkern und die darin vorhandenen Gene. An diese lagern sie sich an und wirken auf diese Weise mutagen. In der Folge kann die Zelle entarten und zur Krebszelle werden.

Soja

Dieses Nahrungsmittel ist mit das Beste und Gesündeste, was die Natur zu bieten hat. Sojabohnen enthalten rund 40 Prozent allerbestes, vollwertiges Eiweiß. Somit stellen sie beispielsweise in Form von Tofu (Sojakäse) einen echten Fleischersatz dar. Außerdem stecken in Soja – das cholesterinfrei ist! – 20 Prozent hochwertiges Pflanzenöl und viel natürliches Lezithin.

Die Hauptbestandteile des Lezithins, Phosphatidylcholin und Inositol, schützen die Zellmembranen – vor allem diejenigen der Nervenzellen. Sie bauen im Gehirn den Konzentrationsstoff Azetylcholin auf und wirken als Neurotransmitter (Nervenreizstoffe) beim Übermitteln positiver Gefühlssignale.

Sehr empfehlenswert ist ein Esslöffel Sojalezithingranulat auf dem morgendlichen Müsli. Sie können dieses Produkt im Reformhaus erwerben.

Wie die Kartoffel muss auch die Sojabohne zuerst gekocht bzw. verarbeitet werden (z. B. zu Sojamilch, Tofu oder auch Sojasprossen), bevor man sie verzehren kann, weil sie in roher Form gesundheitsschädliche Stoffe enthält.

Sonnenblumenkerne

Wenn Sie Ihre Zellen auf natürliche Weise verjüngen möchten, sollten Sie diese Samen bei kleinen Snacks zwischendurch bevorzugen. Sie enthalten ebenso wie Soja sehr viel Lezithin und bestehen nahezu zur Hälfte aus hochwertigen ungesättigten Fettsäuren. Dazu enthalten sie zehn Vitamine und zwölf Mineralstoffe sowie gesundes Eiweiß. Ein Tipp für Übergewichtige: Schon ein Teelöffel Sonnenblumenkerne kann drängende Hungergefühle stillen.

Sprossenmix

Verschiedene Samen für die Herstellung von Sprossen gibt es im Reformhaus oder im Bioladen. Ihre wesentlichen Bestandteile sind die verjüngenden Nukleinsäuren, aus denen unsere Zellkerne aufgebaut sind. Die Sprossen enthalten aber auch viele andere wertvolle Biostoffe.

Man kann Sprossen aller Art ganz einfach selbst in einer Keimbox ziehen. Die erste Ernte macht man schon nach wenigen Tagen. Danach lässt sich der Sprossenmix in Salaten und Gemüsegerichten als kerngesundes Würzmittel verwenden.

Vorsicht, wenn Sie empfindliche Zähne haben: Die Zitrone ist zwar gesund, aber sauer – und kann deshalb den Zahnschmelz schädigen. Vermischen Sie die zerkleinerte Zitrone im Zweifelsfall mit Milch oder Magerquark.

Zitrone

Kaum ein Lebensmittel bringt unseren Stoffwechsel so auf Trab wie der Saft einer Zitrone mit seiner hohen Konzentration an Vitamin C. Noch besser ist es, die Zitrone zu vierteln und das Fruchtfleisch herauszuessen. Dies ist am Anfang sicherlich etwas gewöhnungsbedürftig, aber auf diese Weise kommen Sie in den Genuss der hochwertigen Bioflavonoide (Pflanzenschutzstoffe), die die Wirkung von Vitamin C wesentlich erhöhen.

Vitamin C ist direkt oder indirekt an allen Enzymreaktionen im Körper beteiligt. Es schützt Zellen und Zellkerne vor den zerstörerischen freien Radikalen. Tiere können es bei Bedarf selbst in ihrem Stoffwechsel aus Glukose produzieren – einer der wesentlichen Gründe, weshalb sie seltener krank werden.

Zitronen sollten in Ihrer Obstschale stets griffbereit sein. Ideal ist es, zwei dieser gelben sauren Früchte pro Tag zu sich zu nehmen.

Zwiebel

Senföle, der Pflanzenschutzstoff Querzetin sowie eine ganze Reihe weiterer hochaktiver Biostoffe machen die Zwiebel zu einem ausgezeichneten Hausmittel gegen Beschwerden aller Art. Zwiebeln fördern die Verdauung und die Durchblutung, steigern den Appetit, entwässern den Körper, stärken Herz und Kreislauf und beugen als Verbündete des Immunsystems möglichen Infektionen vor. Darüber hinaus senken ihre Wirkstoffe den Cholesterinspiegel. Wer seine Zellkräfte effektiv nutzen will, sollte auf dieses gesunde und schmackhafte Gemüse nicht verzichten.

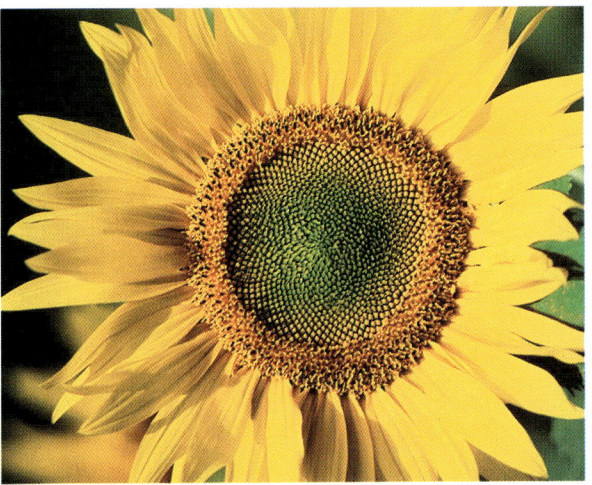

Nicht nur eine optische Bereicherung der Landschaft: Die Sonnenblume liefert lezithinhaltige Kerne.

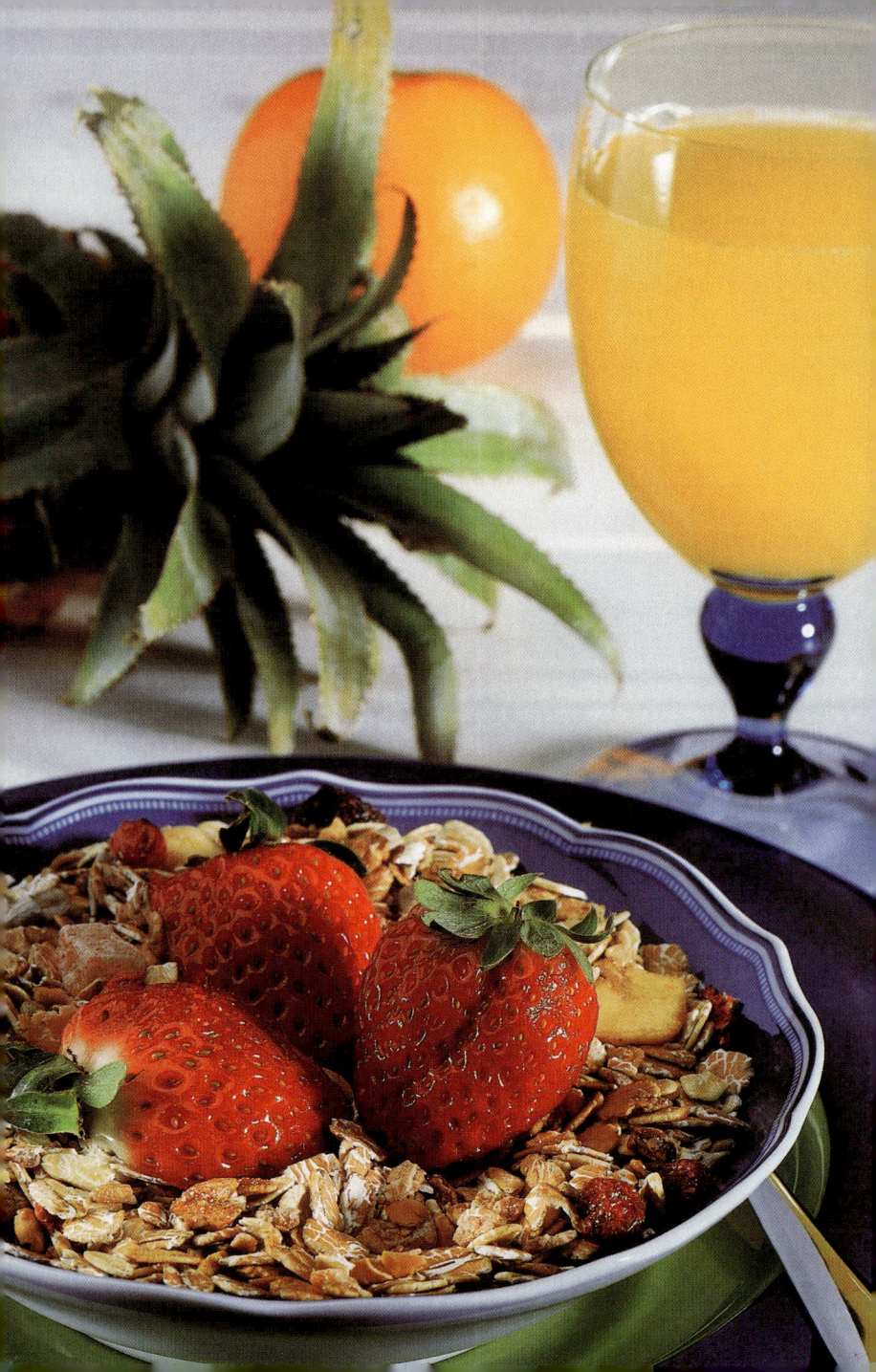

Jung durch Biostoffe

Seit dem Beginn der neunziger Jahre können Biochemiker mit computergesteuerten Hightech-Analysegeräten die vielen Millionen Einzelteile einer menschlichen Zelle in aller Ruhe betrachten und das Geheimnis des Altwerdens entschlüsseln.

Dabei wurden faszinierende Fakten der Evolution entdeckt: Die Natur musste sich etwas einfallen lassen, um das Leben auf der Erde nicht nur zu erwecken, sondern auch um es zu beenden. Sonst wären schon vor Jahrmilliarden die allerersten Algen und Moose unendlich weitergewuchert und nie gestorben, und es hätte keinen Platz für andere Lebewesen gegeben.

Ewige Jugend durch die Sonne

Den Motor allen Lebens hatte die Natur bereits gefunden: die Sonne. Als größte Wissenschaftlerin aller Zeiten hatte die Natur nämlich schon früh erkannt, dass die Sonne viel Solarenergie verstrahlt, die auf der Erde genutzt werden kann. Sie entwickelte daraufhin die Fotosynthese, den eigentlichen Keim des Lebens – und der Jugend.

Jedes auf die Erde fallende Lichtteilchen wird innerhalb einer billiardstel Sekunde absorbiert und existiert danach nicht mehr. Aber die Energie ist nicht verschwunden, sondern im Chlorophyll gefangen. Wenn ein Reh am Waldrand Blätter von einem jungen Baum rupft, frisst es diejenige Lichtenergie, die gerade erst vor gut acht Minuten die Sonne verlassen hat und durch das Weltall auf die Erde geflogen ist.

Jedes Kohlenstoffatom, das Sie als Kohlenhydratteil essen, und jedes Sauerstoffmolekül, das Sie einatmen, war einmal in einer Pflanzenzelle. Mit der Sonnenenergie produzieren die Pflanzen jährlich 160 Milliarden Tonnen Kohlenhydrate.

Lebensmittel – lieber frisch als in Dosen

Essen Sie möglichst nur frische, nährstoffreiche Lebensmittel. Eine lange Lagerung nimmt der Nahrung sehr viele wichtige Vitamine und Spurenelemente.

Die Tiere in der freien Natur versorgen sich stets mit Lebensmitteln, die absolut frisch und jung sind. Diese Lebensmittel haben Energie gespeichert, die kurz vorher noch Bestandteil der Sonne war.

Die Menschen hingegen ernähren sich von Lebensmitteln, die wochen- oder monatelang gelagert und transportiert, danach im Räderwerk einer Fabrikanlage verfeinert und schließlich in Dosen und Plastikbehälter gepresst wurden. So stehen sie weitere Wochen oder Monate in Regalen oder Tiefkühllagern, ehe sie schließlich im Magen landen. Solche Lebensmittel besitzen von der verjüngenden Dynamik der Sonne nichts mehr.

SO ENTSTEHT DAS LEBEN IN DEN PFLANZEN

● Die Fotosynthese ist ein organischer Stoffwechselvorgang, der sich ausschließlich in Grünpflanzen, Algen und in wenigen Bakterienarten vollzieht.

● Dabei wird Sonnenenergie eingefangen, die aus dem in Luft und Wasser vorhandenen Kohlendioxid Kohlenhydrate herstellt und das Restmaterial, nämlich Sauerstoff, an die Umgebung abgibt. Kohlenhydrate sind der Urstoff allen organischen Lebens, Sauerstoff wird für alle Stoffwechselvorgänge benötigt.

● Das grüne Farbpigment Chlorophyll spielt bei der Fotosynthese eine Schlüsselrolle, es absorbiert nämlich das in die Zellen einfallende Sonnenlicht. Kernstück jedes Chlorophyllmoleküls ist ein Magnesiumatom. Ähnlich wie Eisen im Farbstoff Hämoglobin des Bluts transportiert Magnesium in so genannten Chloroplasten, das sind winzige Fabriken in Pflanzenzellen, den lebenswichtigen Sauerstoff.

Alter und Tod

Die Natur musste sich etwas einfallen lassen, wie sie mit Hilfe dieser phantastischen, nie nachlassenden Sonnenenergie auch dem ungehinderten Wachstum ein Ende setzt, damit andere Pflanzen und Lebewesen auch ihre Chance bekommen, für einen winzigen Bruchteil der Ewigkeit auf der Erde zu leben.

So ersann die Natur das Altern und den Tod. Und als Sendboten dachte sie sich die freien Radikale aus. Auch sie werden in einer seit Jahrmilliarden nie nachlassenden Qualität von der Sonne auf die Erde entsandt bzw. durch sie auf der Erde produziert. Freie Radikale sind eine großartige Erfindung, sie erfüllen die zweitwichtigste Aufgabe auf der Erde. Ohne freie Radikale würde jeder Mensch nicht nur 80 oder 90 Jahre alt, sondern er würde Hunderttausende oder Millionen Jahre leben.

Freie Radikale – im Leben besiegbar

Im Leben können wir die freien Radikale besiegen – wie die Tiere in freier Natur, die bis an ihr Lebensende jung bleiben, ihr stets gleiches Körpergewicht, ihr wunderschönes Fell-, Feder- oder Schuppenkleid behalten. Im Tod aber, am Ende der Existenz aller Pflanzen, Tiere und Menschen, bleiben die freien Radikale Sieger.

Das Problem beim Jungbleiben sind also die freien Radikale: Sie zerstören die ölig-feuchte Schutzschicht der Körperzellen und dringen dann schnell ins Zellinnere vor. Hier konzentriert sich ihr Angriff auf die 10 000 oder 100 000 Organellen, das sind abgeschlossene Zellkomplexe, die bestimmte Aufgaben haben und ebenfalls von Membranschutzhäutchen umgeben sind. Freie Radikale zerstören auch diese Membranen, danach die Organellen.

Freie Radikale und ihre tödliche Wirkung gehören zum natürlichen Kreislauf des Lebens. Der Alterungsprozess ist unumkehrbar, aber seine negativen Auswirkungen können Sie durch eine gesunde Ernährung minimieren.

Der Zellkern ist das Ziel

Das Ziel der freien Radikale ist jedoch der Zellkern. Er ist kostbar, denn er enthält die Erbanlagen. Freie Radikale allerdings interessieren sich wenig dafür, ob wir rote Haare oder kleine Ohren vererben, sondern sie greifen die besonders empfindliche Struktur der aus Nukleinsäuren bestehenden Zellkerne an in ihrem unersättlichen Bestreben, sich selbst zu vervollkommnen.

FREIE RADIKALE MACHEN ALT

● Freie Radikale entstehen durch Sonneneinwirkung, Gift-, Schad- oder Fäulnisstoffe.

● Freie Radikale sind eine bestimmte Form von Sauerstoffmolekülen mit einem ungesättigten Elektron. Sie stürzen sich auf ein benachbartes Molekül und entreißen ihm ein Elektron. Dieses jetzt ungesättigte Molekül entreißt dem nächsten ein Elektron usw. Auf diese Weise entsteht eine zerstörerische Kettenreaktion, die innerhalb von Sekunden und Minuten ganze Teile von Körperzellen erfasst. Dieser Vorgang wird als Oxidation bezeichnet.

● Jede Körperzelle wird pro Tag etwa 10 000-mal von freien Radikalen attackiert. Das ist normal. Bei ungesunder Kost, schlechter Luft, Missbrauch von Alkohol, Nikotin, Kaffee, Tabletten, wenig Schlaf usw. werden die Körperzellen täglich bis zu 80 000-mal von freien Radikalen angegriffen. Durch die oxidativ bedingten Zellveränderungen altert man entsprechend schneller.

● Die 70 Billionen Körperzellen können mit Hilfe von Immunsubstanzen gegen freie Radikale geschützt werden, dadurch kann auch der Alterungsprozess erheblich verzögert werden.

Vor den freien Radikalen schützt eine ganze Anzahl unterschiedlichster Biostoffe.

Alt und jung – ein Auf und Ab

Der Zustand der Zellen ändert sich von Stunde zu Stunde, wahrscheinlich sogar von Minute zu Minute. Je nachdem, wo Sie sich bewegen, was Sie an Nahrung zu sich nehmen, welchem psychischen oder körperlichen Stress Sie gerade unterworfen sind, fluten mehr oder weniger viele freie Radikale durch Sie hindurch.

Altern können Sie in Minuten

Ein Beispiel: Wenn Sie in der Hauptverkehrszeit zu Fuß durch einen stark befahrenen, einen Kilometer langen Autotunnel gehen, kommen Sie am Ende – biochemisch gesehen – um 13 Monate älter wieder heraus. Während der sechs Minuten, die Sie für die unerquickliche Wanderung benötigen, haben Sie bei jedem Atemholen etwa 600 Millionen freie Radikale eingeatmet.

Die Zellen regenerieren sich wieder

Kaum sind Sie dieser Hölle von Auspuffgasen entflohen, beginnt der Stoffwechsel, die durch freie Radikale schwer geschädigten Körperzellen wieder zu reparieren. Wenn Sie jetzt ganz reine Luft einatmen, einen Apfel essen und sich in stiller Umgebung ausruhen, werden Sie sozusagen pro Minute um etliche Tage oder gar Wochen jünger.

Dieses Hin und Her des Zellalterungsprozesses sieht uns von außen zunächst niemand an. Der äußerlich sichtbare Zellverfall, der sich im Grauwerden oder Ausfallen der Haare, in welker Haut und Faltenbildung bemerkbar macht, kann Wochen, Monate, Jahre und zum Teil auch Jahrzehnte dauern. Oft zeigen sich die in jungen Jahren unbedacht begangenen Sünden erst am Ende des Lebens.

Die Natur hilft Ihnen beim Jungbleiben, weil sie zerstörte Zellkerne wieder reparieren kann. Sie müssen diesen Reparaturvorgang allerdings mit der richtigen Ernährung unterstützen.

Die Natur hilft Ihnen bei der Verjüngung

Wieder jünger zu werden bedeutet nichts anderes als die Reparatur zerstörter Zellkerne. Nur wenn die Zellkerne angegriffen sind, wird man alt; renoviert man sie, wird dieser Prozess aufgehalten. Jedem steht der Weg offen, die Zellalterung zu verlangsamen.

Um gewissermaßen schon morgens beim Frühstück – biochemisch gesehen – einen Tag jünger zu sein, müssen Sie sich mit Nukleinsäuren versorgen und Biostoffe zu sich nehmen, die diese Nukleinsäuren in die Zellkerne einbauen.

Essen Sie weniger Fleisch und mehr Fisch! Sie können damit die Produktion von Nukleinsäuren in den Körperzellen wirksam unterstützen.

Jugend kann man essen

Jugendlichkeit entsteht immer von innen heraus, aus dem Stoffwechsel. Seit Milliarden von Jahren läuft dieser Prozess nach stets demselben Prinzip ab: indem nämlich gesunde und geschützte Zellkerne aufgebaut werden.

JÜNGER DURCH NUKLEINSÄUREN

● Enthalten sind die Nukleinsäuren vor allem in Lebensmitteln wie Vollkorn, Naturreis, Nüssen, Samen, Kernen, Keimen, jungen Blättern.

● Magnesium in grünem Blattsalat und -gemüse zerlegt im Darm mit Hilfe des Bauchspeicheldrüsenenzyms Desoxyribonukleinase die Nukleinsäuren im Nahrungsbrei in so genannte Nukleotide.

● Für den Zusammenbau der Nukleotide zu Nukleinsäuren für den Zellkern braucht der Stoffwechsel die B-Vitamine, und zwar Folsäure und Vitamin B12. Sie sind vor allem in Leber, Spinat, Sojaprodukten (Tofu), Eigelb, Austern, Fisch und grünem Salat enthalten.

Die Verjüngungskur

Über Jahre und Jahrzehnte hinweg galt es bei den Reichen als schick, sich einer Frischzellentherapie zu unterziehen. Zu diesem Zweck wurden junge trächtige Muttertiere, meistens Schafe, abgeschlachtet, um den Embryos in ihnen Körperzellen zu entnehmen. Diese wurden für sehr viel Geld den Patienten eingepflanzt, weil sie reich an Nukleinsäuren und anderen Biostoffen sind.

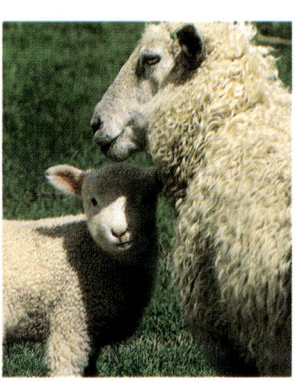

Die Kuren schienen tatsächlich zu wirken. Aber jeder Verjüngungstag kostete ein ungeborenes Lamm das Leben. Inzwischen sind die meisten Frischzellenkuren verboten worden, weil das lebende Zellmaterial in vielen Fällen Krankheitserreger enthielt und außerdem gelegentlich zu Überempfindlichkeitsreaktionen führte.

Die etwas andere Frischzellenkur

Die gleiche Kur kann jeder billiger haben, ohne dass trächtige Tiere dafür getötet werden müssen: Nehmen Sie Lebensmittel zu sich, die reich an Nukleinsäuren sind, und bevorzugen Sie Nährstoffe, die diese Nukleinsäuren in die beschädigten Zellkerne einbauen. Essen Sie deshalb:

▶ Vitamin-C-reiches frisches Obst
▶ Lebensmittel, die reich an Vitamin B6 sind, wie Leber, Soja, Weizenkeime, Nüsse, Fisch
▶ Vollkornprodukte, Naturreis, Gemüse, Austern und Bierhefe; sie enthalten viel Zink

Machen Sie also eine Verjüngungskur mit Vitaminen und Spurenelementen, indem Sie Ihre Ernährung auf mehr Vollkornprodukte, Obst und Gemüse umstellen.

Lange Jahre galten aus Lammembryos gewonnene Zellen als Verjüngungsmittel. Heute verlässt man sich eher auf eine gesunde Ernährung.

Gesunder Schlaf – Jungbrunnen des Körpers

Es gibt Tage, an denen man morgens aufwacht und überrascht ist, wie gut ausgeschlafen, jung und gesund man im Spiegel aussieht. Dann hat der Stoffwechsel über Nacht Milliarden angegriffene Zellkerne repariert.

Wer dann den Fehler begeht, den Tag mit einer Tasse Kaffee und fünf Zigaretten zu beginnen, anstatt gesund zu frühstücken, ist selbst schuld. Schon gegen elf Uhr vormittags ist die Verjüngung verbraucht, und das vorzeitige Altern setzt wieder ein.

Ausreichender Schlaf ist für den Regenerationsprozess des Organismus sehr wichtig. Wenn Sie ständig weniger als sechs Stunden pro Nacht schlafen, altern Sie wesentlich schneller.

So wechseln die Jung-alt-Kurven den ganzen Tag und auch nachts hin und her. Manche Menschen ernähren und verhalten sich so, dass die abfallenden Alterskurven begünstigt werden, bei anderen Menschen halten sich die beiden Einflüsse die Waage. Viel besser wäre es natürlich, die aufsteigenden Verjüngungslinien zu unterstützen.

SO VERJÜNGT SICH DER ORGANISMUS

● In bereits bestehende Verkrustungen aus Eiweiß, Cholesterin und Kalzium – nichts anderes sind Falten und Runzeln – mischen sich keine weiteren Proteinabfälle mehr.

● Wird in einer Zelle und am Zellkern kein Eiweiß mehr angelagert, können eiweißverarbeitende Enzyme in der Zelle verstärkt aktiv werden, beispielsweise beim Abbau und Abtransport von totem Eiweißmüll.

● Ist der Zellkern ausgebaut, füllt sich die Zelle automatisch mit Hunderttausenden Organellen, das sind winzige Eiweißfabriken, sowie mit intrazellulärer Flüssigkeit. Die Zelle wird prall und groß. Sie blüht gesund auf – und mit ihr auch der betreffende Mensch.

Stärken Sie Ihr Immunsystem

Unglaublich, wie viele Räuber und Diebe sich in unserem Organismus tummeln! Wir atmen sie mit der Luft ein, nehmen sie über die Haut, durch das Sonnenlicht und mit der Nahrung auf, sie entstehen sogar in unserem eigenen Stoffwechsel: Viren, Bakterien, Pilze, Gift- und Schadstoffe, freie Radikale, toxische (giftige) Schlacken und Abfallprodukte, dazu Nikotin, Alkohol, Kaffee, Medikamente, Farb- und Konservierungsstoffe. All diese Stoffe enthalten Moleküle, die unserem Organismus schaden, die überall an unserer Gesundheit zehren: in der Haut, im Gehirn, im Magen-Darm-Trakt, in den Organen, im Blut. Dies geschieht Tag und Nacht, rund um die Uhr – diese Diebe und Räuber kennen keine festen Arbeitszeiten.

Schadstoffe können über Atmung, Haut und Nahrung in den Körper gelangen, aber auch vom Körper selbst produziert werden.

So wehrt sich der Körper

Unser geplagter Körper bäumt sich praktisch ständig dagegen auf. Wir bekommen Kopfweh, Durchfall, Herzjagen, werden müde und vergesslich, verlieren Libido, Vitalität und Konzentrationsfähigkeit, unsere Haut wird welk, das Haar dünn und grau, der Blick stumpf und glanzlos. Dies alles sind fast immer Reaktionen auf die vielen Bösewichter, die sich ausgerechnet unseren Organismus zur Heimat auserkoren haben.

Ausbreiten können sie sich nur, weil wir uns falsch ernähren. Wenn wir auf unseren Speiseplan weiterhin Currywurst mit Pommes frites, Cremespeisen, Dosen- und Fertiggerichte, Kuchen, Torten, Knabbergebäck und süße Getränke setzen, können die Räuber ihre Offensive ungehindert fortsetzen. Daran hindern kann sie allein unser Immunsystem – aber eben nur dann, wenn es selbst gut in Form ist.

Das Immunsystem

Das Immunsystem kann man sich als eine Armee von unzähligen Polizisten vorstellen, die alle Gruppen von Nährstoffräubern oder Krankheitserregern in und an den Körperzellen oder im Blut sofort unschädlich machen. Für diese wichtige Aufgabe hat die Natur dem Immunsystem die Milz, die Thymusdrüse, die weißen Blutkörperchen und etliche andere Hilfsorgane zur Verfügung gestellt.

Solange das Immunsystem gut funktioniert, ist der menschliche Organismus in der Regel auch vor gefährlichen Krankheiten gut geschützt.

Die Milz

Ein höchst bewundernswertes Organ ist die Milz, die etwa 200 Gramm wiegt und links im unteren Brustkorb eingebettet liegt. Die Milz produziert Lymphozyten (weiße Blutkörperchen), die mit Vorliebe auf die Jagd nach Bakterien gehen oder auch toten Zellmüll vernichten. Nebenbei ist die Milz auch ein Blutreservoir des Körpers. Sie entleert ihre Speicher, wenn wir beispielsweise bei einer Verletzung Blut verlieren.

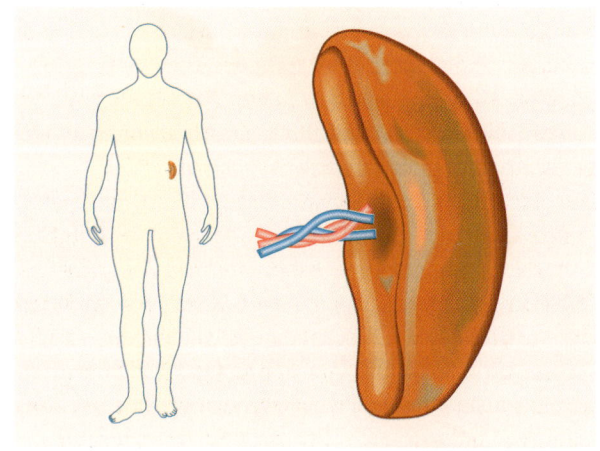

Nur 200 Gramm schwer, aber überlebenswichtig: Die Milz erfüllt eine wichtige Funktion im Abwehrsystem unseres Körpers.

Die Thymusdrüse

Auch die Thymusdrüse ist ein erstaunliches Organ. Sie liegt in Form zweier rötlichgrauer Gebilde wie eine Schürze zwischen Schilddrüse und Herz. Im Immunsystem hat sie eine ganze Reihe von Aufgaben: Sie produziert weiße Blutkörperchen und spezielle Hormone, die die Abwehr von Bakterien, Viren und anderen Krankheitserregern steuern. Außerdem ist die Thymusdrüse so etwas wie das Hauptquartier des gesamten Lymphsystems und somit das Zentrum des körpereigenen Immunsystems.

Das Lymphsystem

Das Lymphsystem des Menschen verdient ebenfalls uneingeschränkte Bewunderung. Rund ein Sechstel des gesamten Körpers besteht aus den Räumen zwischen den etwa 70 Billionen Körperzellen. Die Wissenschaftler sprechen vom Interstitium, die Flüssigkeit in diesen Zwischenzellräumen wird als interstitielle Flüssigkeit bezeichnet. Sie fließt in die Gefäße des Lymphsystems ein und wird so zur Lymphe. Die Lymphgefäße transportieren Abfallprodukte der Zellen und führen die Lymphflüssigkeit an den Lymphknoten durch Filter, in denen große Abwehrzellen (z. B. die Makrophagen) angeschwemmte Mikroorganismen vernichten.
Die Lymphknoten enthalten auch B-Lymphozyten (weiße Blutkörperchen), die die massenhafte Produktion von Antikörpern anregen – für den Fall, dass der Organismus von Viren, Bakterien, Pilzen und anderen Krankheitserregern bedroht wird. Das Lymphsystem ist also für die Gesundheit enorm wichtig. Viele Menschen neigen wegen eines geschwächten Lymphsystems zu Infektionen und auch zu ernsthafteren Erkrankungen.

Durch viel Bewegung und eine spezielle Zwerchfellatmung können Sie den Lymphkreislauf ebenso in Schwung bringen wie den Blutkreislauf.

Neue Einblicke in das Immunsystem

Damit die weißen Blutkörperchen ihre Abwehrtätigkeit verrichten können, sind praktisch alle Mineralien, Spurenelemente und Vitamine in ausreichender Konzentration erforderlich. Besonders wichtig aber sind die Vitamine A, B6 und C sowie das Spurenelement Zink. Diese Biostoffe sind auch für die Funktionsfähigkeit der Thymusdrüse und ihrer Hormone unerlässlich.

Verschiedene Organe und molekulare Substanzen bilden im Körper eine weitreichend vernetzte Einheit, die über die Gesundheit wacht – das körpereigene Immunsystem.

Neue Forschungen

Mit Hilfe der hervorragenden neuen Analysegeräte erforschen Wissenschaftler jetzt noch eine weitere aufregende Welt im menschlichen Immunsystem: so genannte Mediatoren, Prostaglandine (körpereigene Reizstoffe und Gewebehormone) und Immunsubstanzen, wie beispielsweise Immunglobuline oder Zytokine (zu diesen gehören Interferon oder Interleukin). Bei einer schweren Infektion (z. B. bei einer Grippe) werden pro Stunde bis zu vier Billionen Interferonglykoproteine hergestellt (daraufhin blasen die Grippeviren meist schnell zum Rückzug).

Allerdings: Die Massen von Interferonen belasten auch die Nervenleitbahnen und führen so zu typischen Beschwerden wie Gliederschmerzen, Benommenheit oder Gereiztheit.

Tipps für ein gesundes Immunsystem

Um Ihr Immunsystem fit zu halten, sollten Sie die folgenden Regeln beherzigen:

▶ Senken Sie Ihre Cholesterin- und Blutfettwerte durch so genannte lipotrope Substanzen wie Cholin (in Lezithin, Bierhefe) oder hochwertige mehrfach ungesättigte Fettsäuren (in Fisch, Lebertran, Weizenkeimen, Samen,

kaltgepressten Pflanzenölen). Die im Blut zirkulieren-
den freien Fettsäuren, Triglyzeride, Gallensäuren oder
Cholesterinmoleküle hindern die Lymphozyten daran,
sich zu vermehren und Antikörper gegen Krankheitserreger zu produzieren, und sie versperren den so genannten neutrophilen Granulozyten den Weg zu Ent-
zündungs- und Infektionsherden.

▶ Versorgen Sie Ihre Körperzellen mit mehr Vitamin A
bzw. Karotinoiden (den Vorstufen von Vitamin A). Die
in unserem Organismus am weitesten verbreiteten Karotinoide (Lykopin, Beta-Karotin) erhöhen die Ab-
wehrkraft von Interferonen, Killerzellen oder Phago-
zyten (Fresszellen). Enthalten sind Karotinoide (bzw.
das fertige Vitamin A) in gelbem und dunkelgrünem
Gemüse sowie in Milch, Käse, Butter und Eigelb.

▶ Essen Sie mindestens dreimal am Tag frisches Obst
(sehr gut sind Südfrüchte, z. B. Kiwis). Es liefert das
nötige Vitamin C, mit dem sich die weißen Blutkörperchen für den Kampf gegen Bakterien, Viren und andere
Mikroorganismen wappnen. Außerdem steigert Vitamin C die Anzahl dieser Immunpolizisten bis um das
Zwölffache. Das Fruchtfleisch sollte man wegen der
darin enthaltenen Bioflavonoide immer mitessen.

▶ Sorgen Sie dafür, dass Ihr Organismus ausreichend
mit dem wertvollen Spurenelement Zink versorgt wird.
Täglich ein Vollkornmüsli aus möglichst selbst gemahlenem Getreide (eine halbe Tasse Weizen, Roggen, Hafer,
Gerste oder Dinkel) deckt den Bedarf (das Spurenelement sitzt in der Schale und den Keimlingen des Korns).
Zink ist vor allem für Kinder und für ältere Menschen
wichtig. Es kräftigt die Thymusdrüse und steigert die
Anzahl der Abwehrzellen beträchtlich. Zink bremst
auch das Wachstum vieler Virenarten und hindert diese
Krankheitserreger somit an der Ausbreitung.

Verzichten Sie möglichst auf Süßigkeiten und süße Getränke, denn zu viel Zucker schwächt das Immunsystem. Zwei Stunden nach der Einnahme von 100 Gramm Zucker sinkt die Leistungsfähigkeit von bestimmten weißen Blutkörperchen (Neutrophilen) um etwa die Hälfte.

Die Knochen jung erhalten

Eine neue wissenschaftliche Studie über psychische und körperliche Reaktionen hat ergeben, dass ein fester Knochenbau mehr Selbstbewusstsein vermittelt.

Interessant ist auch, dass die Knochen den ganzen Tag über nie gleich fest sind, sondern mal schwächer, mal stärker, je nachdem, wie sie belastet werden oder welche Biostoffe man zu sich genommen hat. Und ebenfalls interessant ist, dass sich die Knochen von allen Körperteilen am leichtesten verjüngen lassen.

Wenn die entsprechenden Biostoffe fehlen, dann wehren sich die Knochen gegen den Entzug, der ihnen die Lebensfähigkeit raubt.

Knochen können jünger werden

Dies ist durch Kalzium, Bewegung, Sonne und Biostoffe zu erreichen. Die Knochen dienen als Speicher für Kalzium und andere Mineralien. Wenn anderswo diese Biostoffe fehlen, stellen die Knochen ihre Reserven zur Verfügung. Wenn sie die leeren Depotzellen später wieder mit den entsprechenden Mineralstoffen füllen können, bleiben die Knochen fest und belastbar.

Wissenswertes über Knochen

● Knochen sind eine spezielle mineralisierte Art von Bindegewebe, sie bestehen vorwiegend aus Kalzium und Phosphor.

● Der einzelne Knochen besteht aus dem kompakten Außenknochen und der schwammartigen, porösen Masse des inneren Knochens mit dem Knochenmark.

● Im Knochenmark werden rote und weiße Blutkörperchen produziert.

● Es gibt drei verschiedene Arten von Knochenzellen: knochenbildende Zellen (Osteoblasten), Knochenzellen, die bereits in neu geformtes Knochengewebe eingebaut sind (Osteozyten), und große Zellen, die Knochenmasse aufsaugen können (Osteoklasten).

Das Skelett braucht Biostoffe

Viele Menschen, vor allem Frauen, scheiden morgens mit dem Urin zu viel Kalzium aus. Außerdem bindet ihr Blut zu viel von dem wertvollen Knochenmineral und von dem Knochenhormonstoff Interleukin-1, der für den Knochenbau unerlässlich ist. Das macht das Knochengerüst Tag für Tag unmerklich schwächer.

Erschwerend kommt ein Mangel an Sonne bzw. hellem Tageslicht hinzu. Die Haut kann dann nicht mehr ausreichend Vitamin D produzieren bzw. Vitamin D in das Hormon Kalziferol umwandeln. Das aber ist wichtig für den Kalziumstoffwechsel.

Vorsicht bei Mangelernährung

Bei Mangelernährung fehlt es außerdem an weiteren Knochenstoffen: Fluoride aktivieren knochenerhaltende Gene und den Bau neuer Knochenzellen, das Vitamin B12 fördert die Herstellung von Knochenmasse, und Vitamin K sorgt dafür, dass die wertvollen Osteokalzinmoleküle in den Knochen bleiben und nicht ins Blut wandern. Neu ist die biochemische Entdeckung, dass das seltene Spurenelement Bor auf die Kalziumausscheidung ins Blut hemmend wirkt und die Bildung neuer Knochenmasse anregt.

Schlechtere Eiweißverwertung ab 30

Etwa ab dem 30. Lebensjahr wird die Eiweißverwertung schlechter. Vor allem die Aminosäure Prolin, die für den Kollagenbau der Knochenmatrix extrem wichtig ist, wird zu einem großen Teil ausgeschieden und bleibt deshalb für den Knochenbau ungenutzt. Dieser Effekt sollte durch eine eiweißreiche Ernährung ausgeglichen werden.

Wichtig für gesunde Knochen ist der Kalziumstoffwechsel. Zu wenig Sonnenlicht, zu wenig Bewegung und Mangelernährung machen das Knochengerüst schwach und porös.

Bewegung stärkt die Knochen

Was schließlich am häufigsten fehlt, ist die richtige Belastung der Knochen. Jede aktive Bewegung presst neues Kalzium in die knochenbildenden Zellen. Kinder haben nicht zuletzt deshalb so kräftige Knochen, weil sie sich viel bewegen. Stemmen Sie deshalb kleine Handhanteln, oder joggen Sie mit kleinen Beingewichten. Aber auch jede andere Bewegungsart oder sportliche Betätigung hilft schon weiter. Die Maxime sollte jedoch immer sein: Nichts übertreiben! Sonst schadet der Sport unter Umständen Ihren Knochen.

Kann der Östrogenmangel im Körper nicht ausgeglichen werden, dann kommt es möglicherweise zur gefürchteten Osteoporose, dem Abbau von Knochensubstanz, oder sogar zur Osteomalazie, einer Knochenverformung.

Östrogenmangel

Die Produktion des weiblichen Hormons Östrogen, das das Knochenwachstum fördert, stagniert in den Wechseljahren. Beachten Sie bei Östrogenmangel folgendes:

▶ Gehen Sie besonders oft ans Tageslicht und in die Sonne. Dadurch produziert Ihre Haut Vitamin D, das in das Kalzium stimulierende Hormon Kalziferol umgewandelt wird. Dieses bindet sich an dieselben Rezeptoren der Knochenzellen wie das Östrogen und kann es dadurch zum Teil ersetzen.

▶ Das Spurenelement Bor hebt die Östrogenwerte im Blut.

▶ Nach den Wechseljahren produziert die Nebennierenrinde bei gesunder Ernährung Ersatzöstrogen.

▶ Östrogen in Form von Membranpflastern, Tabletten oder Spritzen schadet oft eher, als dass es nützt. Es führt meist zu einem lediglich geringfügigen Anstieg von Vitamin D und stört die natürliche Ersatzproduktion von Östrogen in den Nebennieren. Auch Kalziumtabletten richten oft mehr Schaden als Nutzen an, sie verändern die ausgewogene Balance von Kalzium und Phosphor.

Kalzium und Phosphor für die Knochen

Wer gesund lebt und sich gesund ernährt, behält bis ins Alter kräftige Knochen. Feste Knochen kann man sich nicht in Form von Tabletten in der Apotheke kaufen. In der Millionen Jahre dauernden Entwicklung des Menschen wurden die Knochen durch eine Ernährung mit natürlichen Lebensmitteln versorgt, in denen sich die Biostoffe gegenseitig ergänzen und aktivieren.

Eine Sonderrolle für die Knochen spielt das Verhältnis von Kalzium und Phosphor. Zu viel Kalzium macht die Knochen schwach, zu viel Phosphor ebenfalls. Jeder Erwachsene ist stolzer Besitzer von etwa 0,6 Kilogramm Phosphor, wovon 85 Prozent in den Knochen stecken, und 1,2 Kilogramm Kalzium, wovon 99 Prozent in den Knochen sitzen. Das Haut- und Sonnenvitamin D beeinflusst den Stoffwechsel beider Mineralstoffe, so dass ein Mangel zu Störungen führt.

Kalzium und Phosphor bilden gemeinsam Hydroxyapatit. Diese komplexe anorganische Verbindung ist Hauptbestandteil von Knochen und Zähnen.

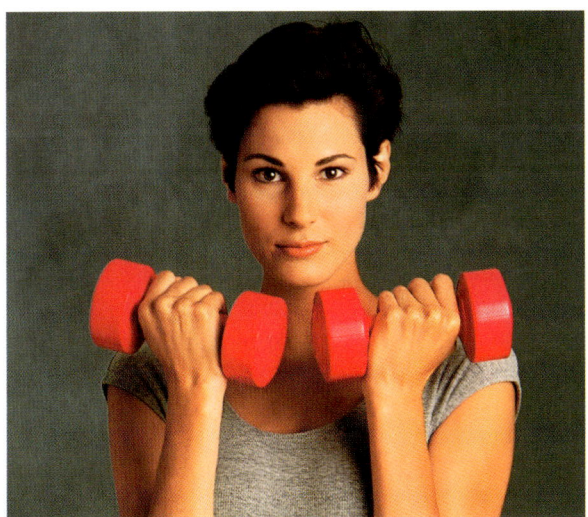

Regelmäßiges Training stärkt nicht nur die Muskulatur, sondern auch die Knochen.

Phosphat – Gift für die Knochen

Schädlich für die Knochenmasse ist die für die heutige Zeit typische Ernährung. Praktisch alle industriell aufbereiteten Lebensmittel wie Pizza und andere Fertiggerichte sowie Fleisch und Wurst enthalten verhältnismäßig viel Phosphor bzw. Phosphate (Phosphorsalze). Besonders phosphathaltig sind Colagetränke und süße Limonaden.

Trinken Sie nicht mehr als zwei Tassen Kaffee pro Tag! Das Koffein schwemmt nämlich Kalzium aus dem Körper.

Bezeichnend für eine Mahlzeit mit einem sehr hohen Phosphatanteil ist ein Hamburger aus einem Selbstbedienungsrestaurant, den man noch schnell mit einer Cola hinunterspült.

Schon 70 Minuten nach dem Verzehr pumpen dann die Nebenschilddrüsen in Alarmstimmung ihr Hormon ins Blut, das den Knochen gespeichertes Kalzium entzieht. Zweck dieses Einsatzes ist es, die gesunde Balance von Phosphor zu Kalzium im Blut wiederherzustellen.

Es gibt Menschen, die Tag für Tag zu ihren Mahlzeiten aus nährstoffleeren Lebensmitteln viel süße Limonade trinken, ohne zu wissen, dass ihre Knochen dabei immer dünner und poröser werden. Irgendwann passiert es dann, dass sie beim Spazierengehen umknicken und sich den Fuß brechen.

Kalziumtabletten sind nutzlos

Es ist sinnlos, Kalziumtabletten als Nahrungsergänzung einzunehmen, in der Hoffnung, damit den Knochen etwas Gutes zu tun. Vom Kalzium in Tablettenform – meist als Kalziumglukonat oder -karbonat verkauft – wird oft nur ein Zehntel oder noch weniger vom Darm aufgenommen.

Nur das Kalzium aus der Nahrung wird optimal aufgenommen und verwertet.

Zu viel Kalzium ist ungesund

Nierenkranken Patienten mit zu viel Phosphat im Blut geben Ärzte manchmal viel Kalzium, um das überschüssige Phosphor aus dem Blut zu entfernen. Das Kalzium wird nur zu einem geringen Teil vom Körper aufgenommen, der Großteil kursiert in der Blutbahn und wirkt sich unter Umständen negativ aus. Ein Gramm zusätzliches Kalzium, beispielsweise eine Kalziumbrausetablette, kann die Phosphoraufnahme aus dem Darm von normalen 70 Prozent auf 31 Prozent absenken. So sorgt das überflüssige Kalzium dafür, dass den Knochen Phosphor für den Aufbau neuer Knochenmasse fehlt. Dies führt wiederum langfristig zu porösen Knochen.

Ein zu hoher Kalziumspiegel im Blut kann seinerseits eine Nierenfunktionsstörung hervorrufen.

So bleiben die Knochen jung und fest

● Essen Sie kalziumreiche Lebensmittel: Am besten geeignet sind Käse, Quark, Joghurt, Brokkoli, Nüsse und Fisch. Um genügend Phosphor brauchen Sie sich bei einer normalen Kost keine Sorgen zu machen.

● Die wichtigen Fluoride sind in Fisch, Schaltieren, Käse und schwarzem Tee enthalten. Vitamin B12 steckt in Leber, Nieren, Fleisch und Fisch. Vitamin K ist in grünem Gemüse und Salat enthalten. Die neu entdeckte Knochenhilfe Bor steckt in Früchten, Gemüse und Nüssen.

● Für ausreichend Vitamin D bzw. Kalziferol gehen Sie jeden Tag 20 Minuten in die Sonne oder mittags ans helle Tageslicht; das ist Pflicht für jeden, der junge Knochen haben und behalten möchte.

● Ihre Knochen brauchen Belastung und Bewegung! Machen Sie deshalb täglich mindestens fünf Minuten Stretching oder Gymnastik mit kleinen Hanteln.

Verjüngungskur für die Nerven

Der eine ist ein Nervenbündel, der andere hat Nerven aus Stahl oder auch überhaupt keine Nerven. Bei der einen flattern die Nerven, die andere wiederum nervt überhaupt nichts. Eines aber steht fest: Die so genannten guten oder schlechten Nerven entscheiden mit über unser Lebensglück.

Wenn Gehirn- und Nervenzellen optimal arbeiten sollen, benötigen sie genügend Glukose, um daraus Energie gewinnen zu können. Fehlt Glukose, dann sinkt die geistige Leistungsfähigkeit.

Gehirn- und Nervenzellen sind wählerisch. Während alle anderen Körperzellen auch Fett zur Energiegewinnung verbrennen, akzeptieren jene ausschließlich Glukose, also die kleinste Einheit aller Kohlenhydrate, die wir zu uns nehmen. Glukose ist der Brennstoff, der am schnellsten übers Blut zu beziehen und auch am leichtesten zu entzünden ist.

Ohne die ausreichende Menge von Glukose im Blut schalten Gehirn und Nerven auf Sparflamme, arbeiten nur noch mit halber Kraft. Das Gehirn verliert die Lust am scharfen Nachdenken, und die Nerven weichen vor jedem Stress zurück, damit die lebenswichtigen letzten Glukosereserven nicht auch noch nutzlos vergeudet werden. Prompt ist man müde, gereizt, nervös, oder man fühlt sich depressiv.

Wenn Glukose nicht richtig verwertet wird

Dauerstress, ungesunde Ernährung und meist auch eine kränkliche Bauchspeicheldrüse sind daran schuld, dass der stetige Glukosezustrom ins Blut beeinträchtigt wird, den Gehirn und Nerven Tag und Nacht beanspruchen und erwarten. Selbst bei optimaler Ernährung funktioniert das Energiesystem nicht mehr richtig, und die Nervenzellen nehmen die Glukose nicht an, wenn ein Stoff fehlt, der die Milliarden winziger Blutzuckermoleküle durch die Zellmembran ins Zellinnere bringt.

Chrom – ein wichtiges Spurenelement

Dieser fehlende Stoff ist das Spurenelement Chrom, von dem wir in unserem ganzen Leben nicht mehr als etwa zwei Gramm brauchen. In einem halben Liter Blut sind nicht mehr als zwei milliardstel Gramm Chrom enthalten – eine verschwindend geringe Menge. Trotzdem spielt dieses seltene Mineral eine äußerst wichtige Rolle für die Glukoseversorgung und damit auch für die Gesundheit der Körperzellen. Nervenschwachen Menschen fehlt in vielen Fällen nichts anderes als ausreichend Chrom.

Ein neu entdecktes Molekül – GTF

Chrom ist nämlich das Kernstück eines neu entdeckten Moleküls mit der Bezeichnung »GTF« (Glukosetoleranzfaktor). GTF bindet das Hormon Insulin an Insulinrezeptoren auf der Zellmembran. Erst dann kommt es zu einem Wechsel der Glukosemoleküle aus dem Blut zur Verbrennung ins Zellinnere, erst dann können die Gehirn- und Nervenzellen so richtig schön atmen.

Nervenschwäche wegen Chrommangel

Bei einem Mangel an dem erstaunlichen Biostoff Chrom sterben die Insulinrezeptoren in der Schutzschicht der Zellen nach und nach ab, weil sie schließlich gar nicht mehr benötigt werden. Dies ist ein verhängnisvoller Vorgang, denn der überschüssige und somit nicht verwertbare Blutzucker wird jetzt von der Leber in Fett umgewandelt.

Übrigens wird Chrom im Blut zusammen mit Eisen transportiert. Als Bestandteil des Blutfarbstoffs Hämoglobin liefert Eisen den für die Glukoseverbrennung notwendigen Sauerstoff in die Zellen.

Menschen, die schwache Nerven haben, fehlt meist das Spurenelement Chrom. Es ist für die Gesundheit der Zellen sehr wichtig.

Eine empfindliche Membranschicht

Gefahr für die Nervenzellen droht bei einer kranken und angegriffenen Membran, der so genannten Myelinschicht. Diese Schutzschicht der Nervenzellen wehrt Krankheitserreger ab und bietet Nährstoffen, Hormonen und Enzymen Millionen winziger Landeplätze. Hier warten auch die emsigen Transportarbeiter, die Biostoffe über ein weit verzweigtes Kanalsystem ins Innere der Zelle schaffen.

Die Vitamine der B-Gruppe stärken die Funktionsfähigkeit von Gehirn und Nerven. Essen Sie deshalb mehr frisches Obst und Gemüse, vor allem grüne Blattsalate und Spinat.

Cholesterin – wichtig für die Gesundheit

Die Membran besteht zur Hälfte aus Cholesterin – deshalb ist diese Fettsubstanz für unsere Gesundheit so wichtig. Wie jedes andere Fett ist Cholesterin sehr empfindlich. Wenn es von freien Radikalen angegriffen wird, wird es genauso ranzig wie Butter, die Licht, Luft und Wärme ausgesetzt ist. Ranziges Cholesterin aber verhärtet, es verklebt die Zellmembran und bildet mit altem Eiweiß Verkrustungen. Die Landeplätze für Hormone und Biostoffe werden regelrecht zugekleistert. Die Gehirn- oder Nervenzelle wird nicht mehr richtig versorgt, Gedanken, Empfindungen oder andere Reize quälen sich nur noch mühsam von Zelle zu Zelle durchs Gehirn bzw. durchs Nervensystem.

Die so genannte Viskosität, der Flüssigkeitsgehalt der Gehirn- oder Nervenzelle, entscheidet darüber, ob Sie nervlich gut drauf sind oder nicht. Ist die Membranschicht verklebt, fühlen Sie sich dumpf, lustlos und unruhig. Sie schlafen schlecht, sind depressiv verstimmt oder neigen zu Aggressionen. Typisch dafür ist der Kater nach einer durchzechten Nacht. Unter dem zerstörerischen Einfluß freier Radikale sind dann die Membranschichten unserer Nervenzellen stark verklebt.

B-Vitamine machen Cholesterin funktionsfähig

Der Stoff, der Cholesterin dünnflüssig und funktions-
fähig macht, ist Cholin, eine vitaminähnliche Substanz.
Es ist Bestandteil von Lezithin und in hoher Konzentration in Leber, Eigelb, Bierhefe, Keimen sowie Samen
enthalten. Die Leber stellt Cholin aus den Eiweißbau-
steinen Methionin und Serin her, die wiederum in
Fleisch, Eiern und Käse enthalten sind.

Cholin sorgt für einen klaren Kopf

Cholin ist eine der bedeutendsten lipotropen Substanzen, das sind die Stoffe, die für die Fettverwertung unerlässlich sind. Ohne Cholin sammelt sich Fett in gefährlichen Konzentrationen in der Leber an, was eine
Fettleber zur Folge haben kann. Cholin wirkt beruhigend im parasympathischen vegetativen Nervensystem
und im Großhirn, wo es der Garant für Konzentrationsfähigkeit ist. Ohne ausreichend Cholin würden Gehirnzellen in Massen absterben. Vergesslichkeit und schließlich schwere mentale Störungen wären die Folge. Cholin
bildet im Hirnstoffwechsel das Kernstück des Neuro-
transmitters Azetylcholin, der uns geistig rege, entspannt
und ausgeglichen macht.

**Das vitamin-
ähnliche Cholin
macht Chole-
sterin dünn-
flüssig und ist
für die Fettver-
wertung in den
Zellen von ent-
scheidender
Bedeutung.**

Beruhigungsmittel Kalzium

Neben Cholin ist auch Kalzium ein natürliches Beruhi-
gungsmittel. Die beruhigend wirkenden Neurotransmitter (Nervenreizstoffe) fließen über Kalziumkanäle
durchs Nervensystem, jene mikroskopisch winzigen
Kanälchen, die Nerven- und Gehirnzellen miteinander
verbinden. Kalziumionen leiten dann Empfindungen
und andere Signale störungsfrei über das empfindsame
Netzwerk von Milliarden Zellen.

Die Glücksmoleküle

Die beiden wichtigsten vom Körper selbst produzierten Glücksstoffe sind Noradrenalin und Beta-Endorphin. Noradrenalin ist ein im Nebennierenmark gebildetes Hormon, Beta-Endorphin ein körpereigenes Peptid, dessen Wirkung dem des Morphiums vergleichbar ist. Beide Stoffe werden aus Eiweißen gebildet, und zwar aus psychoaktiven Aminosäuren wie Phenylalanin, Tyrosin, Methionin und Lysin, die vorwiegend in Fleisch, Fisch, Geflügel und Käse enthalten sind. Bei jeder Form von psychischem Stress (Konflikten, Sorgen, Kummer, Schlafstörungen, depressiven Verstimmungen, Trauer, Leistungsdruck oder Angst) werden diese Aminosäuren als allererste vom Stoffwechsel beansprucht und aufgefressen. Sie fehlen deshalb für die Produktion der Glücklichmacher.

Noradrenalin und Beta-Endorphine sorgen für Glückszustände – aber nur, wenn genügend Biostoffe zur Verfügung stehen.

Stressgeplagte Menschen reagieren dann mit dem Ausstoß von Adrenalin aus dem Nebennierenmark. Das regt ihren Kreislauf an, macht sie wachsam und konzentriert. Die euphorisierende Wirkung des Noradrenalins fehlt diesem Stoff aber. Der Ausgangsstoff für Noradrenalin ist die Aminosäure Phenylalanin, die in Nerven- und Gehirnzellen eingelagert ist. Mit Hilfe von Vitamin C, Vitamin B6, Mangan, Magnesium und der Aminosäure Methionin macht der Nervenstoffwechsel daraus im Bedarfsfall jede Menge Noradrenalinmoleküle.

So können Sie Ihre Nerven beruhigen

Essen Sie viel Vollkorn und regelmäßig einen Löffel Bierhefe, um sich reichlich mit B-Vitaminen zu versorgen. Achten Sie auf genügend Kalzium (Milchprodukte!) und viel Vitamin C (Obst und rohes Gemüse), das die Kalziumaufnahme verbessert.

Die Verjüngungsstoffe der Natur

Die Menschen sind sozusagen nichts anderes als ein Stück Natur, das über die Ernährung in ihren Magen und Darm und in ihre rund 70 Billionen Körperzellen hineingewachsen ist. Genau so, wie die Natur aus dem Erdreich über die Wurzeln in den Stamm, die Äste, Zweige und Blätter eines Baums hineinwächst und diesen selbst zu einem Teil von ihr macht. Auch alle Tiere sind so gesehen nur ein Stück Natur. Deshalb ist es auch kein Wunder, dass pflanzliche Lebensmittel über Millionen Jahre Evolution hinweg den menschlichen Stoffwechsel geprägt haben.

Es bedeutet auch, dass Obst und Gemüse sowohl Nahrung als auch Medizin sind. Die Natur ist so gesehen eine Apotheke mit dem umfangreichsten Angebot an nebenwirkungsfreien Medikamenten, das man sich überhaupt vorstellen kann.

Fast alle Lebensmittel, die in der Natur wachsen, stellen dem Menschen heilende, vorbeugende und nährende Biostoffe zur Verfügung.

Natürliche Selbsthilfe

Wenn Tiere krank werden oder sich nicht gesund fühlen, wandern sie oft meilenweit auf der Suche nach bestimmten Pflanzen, die spezielle heilende Wirkstoffe enthalten. Wenn etwa ein Feldhase von einem Fuchs oder einem Raubvogel gehetzt wurde und diesem entkommen ist, sucht er nach kalziumhaltigen Kräutern zur Beruhigung. Bevor Hirsche auf die Brunft gehen, fressen sie in Mengen Brennnesseln und anderes scharfes Futter in sich hinein, um sich für die Kämpfe mit den Rivalen zu rüsten. Und noch ein anderes Beispiel: Wenn ein hungriges Insekt sich einer überreifen Fruchtpflanze nähert, produziert diese innerhalb von Zehntelsekunden übelriechende, abschreckende Substanzen, um sich den unliebsamen Gast vom Leib zu halten.

Von der Natur lernen

Seit Beginn der neunziger Jahre haben Biochemie und Molekularbiologie technische Geräte entwickelt, mit deren Hilfe man wie mit einer großen Lupe in die Pflanzenzellen hineinsehen kann.

Seit die Forschung mit Hilfe hochkomplizierter technischer Apparate den biochemischen Ablauf im menschlichen Körper besser versteht, erfährt man auch immer mehr über die Art und Weise, wie sich Pflanzen und Tiere selbst zu heilen verstehen. Der technische Fortschritt der Medizin und der Molekularbiologie trägt so dazu bei, uns der Natur ein Stückchen näher zu bringen. Er belegt wissenschaftlich und experimentell, was andere Kulturen durch Beobachtung und Nachahmung herausfanden: dass Krankheiten etwas Natürliches sind und mit natürlichen Heilmitteln behandelt werden können.

Vitamine im Eigenbau

Verschiedene Vitamine entstehen erst in unserem Körper – auf der Grundlage von Provitaminen. Ein Beispiel: Vitamin A wird aus Karotinoiden gebildet. Von ihnen gibt es rund 600, aber nur 60 davon sind so beschaffen, dass der Stoffwechsel Vitamin A daraus herstellen kann.

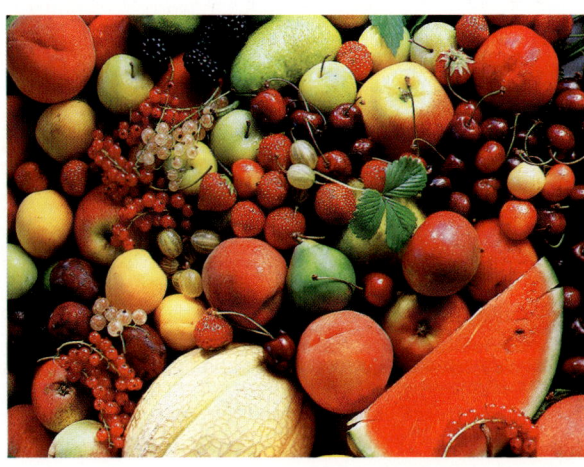

Dass Obst ein exzellenter Vitaminspender ist, ist allgemein bekannt. Weniger geläufig ist die Tatsache, dass es auch hervorragendes Eiweiß liefert.

Heilende Stoffe

Die gesamte Natur ist nichts anderes als ein mächtiger Gesundheitsapparat, in dem einer vom anderen profitiert. Diese Erkenntnis macht immer mehr chemische Arzneimittel überflüssig und ersetzt sie durch Obst und Gemüse. Kostengünstig, rezeptfrei und völlig ohne Risiken und Nebenwirkungen! Dieser Gesundheitsdienst funktioniert mit einer Fülle von Wirkstoffen, die in sechs Klassen zu unterteilen sind: Vitamine, Eiweiß, Kohlenhydrate, Mineralstoffe, Fette und Wasser.

Vitamine

Diese hochaktiven Substanzen werden in Pflanzenteilen synthetisiert, sie gelangen mit der Nahrung in unseren Darm und von dort über das Blut zu den Körperzellen, wo sie an unzähligen chemischen Stoffwechselreaktionen beteiligt sind.

Menschen können – im Gegensatz zu vielen Tierarten – im Organismus nur sehr wenige Vitamine in geringen Mengen herstellen, die lebensnotwendigen Moleküle müssen deshalb unbedingt Tag für Tag mit der Nahrung aufgenommen werden. Es gibt rund 20 verschiedene Hauptgattungen von Vitaminen mit rund 200 so genannten Derivaten, das sind chemische Abkömmlinge. Man unterscheidet fettlösliche (A, D, E, K) und wasserlösliche Vitamine (B-Vitamine und Vitamin C).

Eiweiß

Viele Menschen glauben irrtümlich, dass Fleisch der beste Eiweißlieferant sei. Das Gegenteil ist jedoch richtig: Pflanzliche Lebensmittel wie Obst und Gemüse sind enorme Proteinspender. Ihr Vorteil: Sie enthalten die acht essenziellen, also lebensnotwendigen Aminosäuren

Obst und Gemüse sind dem Fleisch als Eiweißlieferant deutlich überlegen. So gibt eine halbe Avocado dem Organismus etwa viermal so viel bioverwertbares Eiweiß wie ein Schweineschnitzel.

(Eiweißbausteine) Phenylalanin, Methionin, Threonin, Tryptophan, Valin, Leuzin, Isoleuzin und Lysin in hoher Konzentration. Und was ganz entscheidend ist: Alle diese jugend- und gesundheitsspendenden Eiweißbausteine sind in Obst und Gemüse in der für unseren Stoffwechsel optimalen Ausgewogenheit enthalten.

Kohlenhydrate

Pflanzliche Lebensmittel wie Obst und Gemüse stellen mit Hilfe des Sonnenlichts in ihren Zellen die Kohlenhydrate her. Dementsprechend enthalten Fleisch, Fisch oder Geflügel nur wenig von diesen Nährstoffen. Die kleinste Einheit der Kohlenhydrate ist die Glukose, neben Vitamin C (mit dem das Glukosemolekül übrigens eng verwandt ist) der bedeutendste Nährstoff in der gesamten Natur. Kohlenhydrate bzw. Glukose in Obst und Gemüse halten uns fit und leistungsstark, sorgen (als wichtigste Nervennahrung) für mentale Stärke, Konzentrationsfähigkeit und Optimismus.

Mineralien

Am besten decken Sie Ihren Bedarf an Mineralien mit einer ausgewogenen und nährstoffreichen Mischkost. Dazu sollten Sie immer genügend Mineralwasser trinken.

Mineralstoffe sind anorganische, im Prinzip tote Metalle und andere Substanzen, die Pflanzen mit dem Regenwasser aufsaugen und für ihren Zellstoffwechsel nutzbar machen. Wenn solche Mineralien oder Spurenelemente oder deren Salze mit Vitaminen in Verbindung kommen oder auch ionisiert (in positiv oder negativ geladene Atomteilchen zerlegt) werden, dann sind sie plötzlich springlebendig und entwickeln eine enorme Stoffwechseldynamik. Obst und Gemüse sind nicht nur die besten Vitamin-, sondern auch die großzügigsten Mineralienspender der Natur. Diese beiden Grundnährstoffe bilden seit Jahrmillionen die Basis allen Lebens auf der Erde.

Fette

Wissenschaftler sprechen von Fettsäuren, wenn sie vom Fett im Stoffwechsel reden. Davon gibt es Tausende verschiedene. Sie sind für den Aufbau der ölig-feuchten Schutzhäutchen der Körperzellen wichtig – und damit lebensnotwendig für die Gesundheit. Darüber hinaus spielen Fettsäuren eine bedeutende Rolle als genetisch bedingte Lebensspender, Hormonproduzenten, Transportvehikel, beispielsweise für die Vitamine A, E und D, oder als Energielieferanten für die Mitochondrien (Brennkammern) der Körperzellen.

Obst und Gemüse sind enorm reich an wichtigen Fettsäuren, die bei wässrigen Fruchtsorten wie Beeren, Äpfeln oder Birnen zumeist in der Schale stecken. Dort isolieren sie das Fruchtfleisch gegen Verdunstung.

Wasser

Der menschliche Körper besteht bis zu zwei Dritteln aus Wasser, das sich innerhalb der Zellen, aber auch im so genannten extrazellulären Raum zwischen den Körperzellen anreichert. Kleinkinder enthalten chemisch gesehen mehr Wasser, alte Menschen weniger – äußerliches Zeichen ist die runzlige, ausgetrocknete Haut. Wasser ist quasi die Nährlösung für sämtliche Nährstofftransporte und Biosynthesen. Ein Mensch, der nichts trinkt, stirbt innerhalb weniger Tage. Dabei ist Wasser nicht gleich Wasser. Ionisierte (in Atomteilchen gespaltene) Mineralstoffe und Spurenelemente bzw. deren Salze machen Wasser nährstoffreich und unentbehrlich für den gesamten Stoffwechsel. Deshalb ist das Wasser in Obst und Gemüse in seiner vollendeten physiologischen Ausgewogenheit die allerwichtigste Gesundheitsquelle für Körper und Psyche.

Vor allem ältere Menschen trinken oft viel zu wenig! Sie sollten täglich mindestens zweieinhalb Liter Flüssigkeit zu sich nehmen. Wer genügend Obst isst, kann einen Teil des Flüssigkeitsbedarfs damit abdecken.

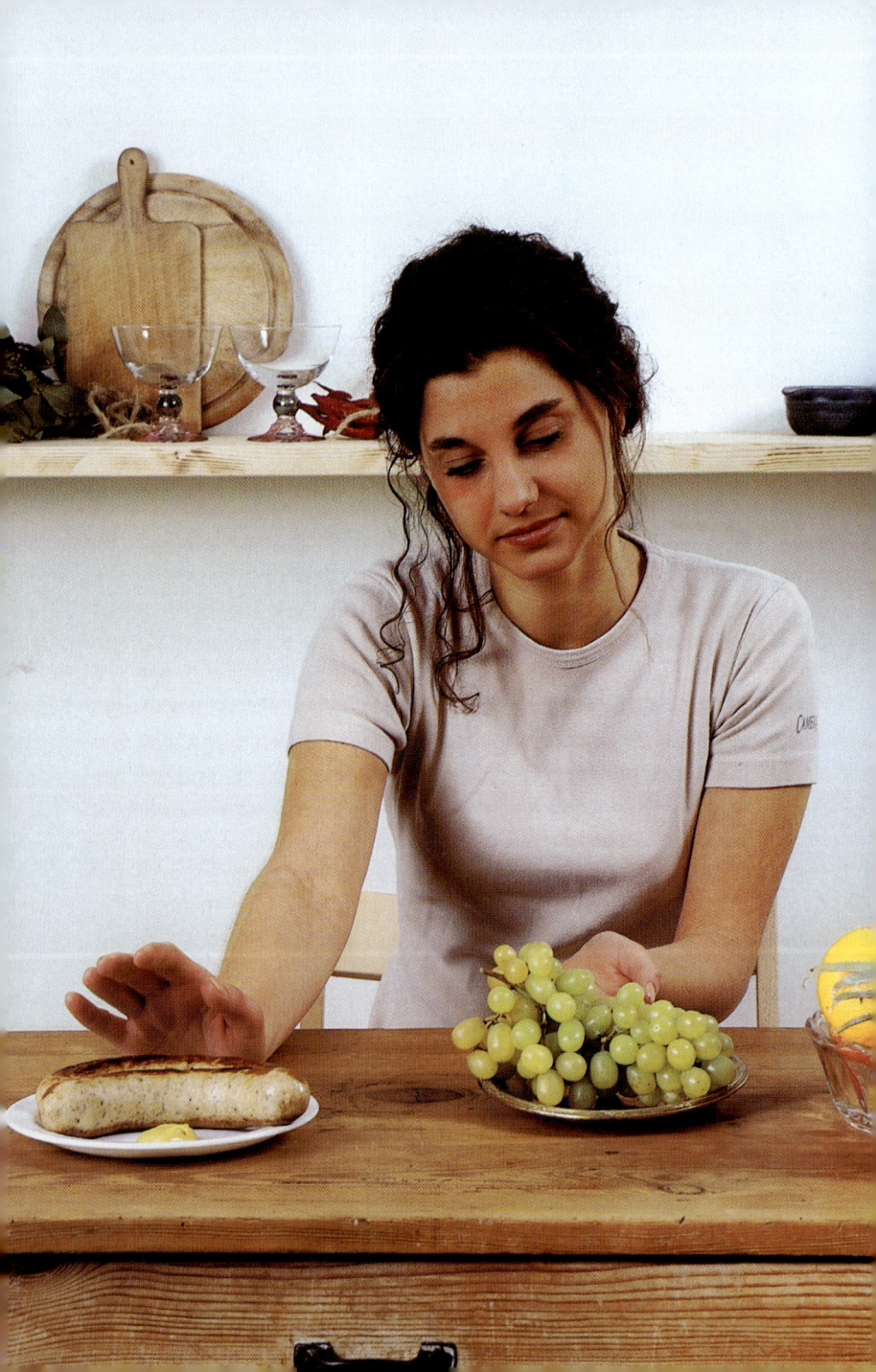

Iss dich schlank

Was einem hübschen, attraktiven Aussehen oft am meisten im Weg steht, sind überflüssige Pfunde. Übergewicht und Speckpolster können zur Dauerplage werden. Schon morgens auf der Waage verdirbt einem die erbarmungslose schwarze Nadel den Tag. Man steigt widerwillig von Anzuggröße 50 auf 52 um oder verabschiedet sich endgültig von Kleidergröße 38. Im Sommer bleiben die schicken Bikinis im Schrank; frau trägt nur noch einteilig. Jeder Blick in den Spiegel gilt zuerst dem Doppelkinn, der speckigen Haut, dem Fett an Bauch, Hüften, Po und Oberschenkeln. Neidvoll ruht der Blick auf den Schlanken, die essen dürfen, was sie wollen und damit auch noch prahlen. Dabei ist der Weg zum Schlanksein wesentlich einfacher als Sie denken. Sie müssen nicht hungern, sondern Ihre körpereigenen Schlankmacher aktivieren!

Kampf dem Fett

Mit ultramodernen Analysegeräten haben die Biochemiker nun das Geheimnis der schlanken Linie gelüftet. Entscheidend ist das vom Gehirn aus gesteuerte Zusammenspiel von Hormonen und lipolytischen (Fett freisetzenden) Enzymen. Dieses Zusammenspiel kann durch die richtige Ernährung optimiert werden.

Dass alle bekannten Diäten nichts nützen, ist modernen Wissenschaftlern klar. Dabei spielt die anerkannte Weisheit keine Rolle, dass mit den ersten abgehungerten Pfunden nur Wasser und ein paar Kohlenhydrate verloren gehen, und dass die erneute Gewichtszunahme nach Abschluss der Diät vorprogrammiert ist.

Extrapfunde machen das Leben mühseliger. Treppen können zur Qual werden; Sport und Gymnastik sind gestrichen; auch beim Tanzen kommt man leicht ins Schwitzen.

Der Schuldige für Übergewicht und Polster auf den Hüften: eine Fettzelle in starker Vergrößerung sowie der Aufbau eines Triglyzeridmoleküls.

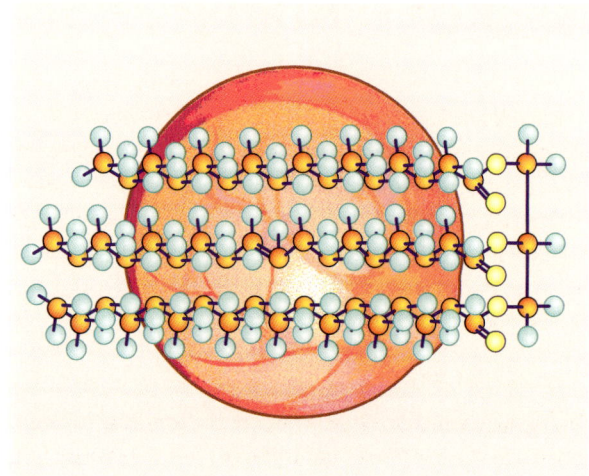

Die Ursache für den Misserfolg liegt in folgendem Sachverhalt: Alle kalorienreduzierten Diäten sind in sich selbst widersprüchlich. Sie zwingen zwar das Gewebe, Kohlenhydrate, Eiweiß oder auch Fett für die Energiegewinnung freizugeben, gleichzeitig sperren sie aber die Fettzellen zu, oder sie blockieren lipolytische, das Fett freisetzende Mechanismen.

Die Fettpolster an Bauch und Hüften verschwinden nur bei einem funktionierenden Fettstoffwechsel. Die Fettmoleküle müssen in den Körperzellen verbrannt werden.

Neue Erkenntnisse

Seit es hochmoderne Analysegeräte gibt, mit denen Wissenschaftler das Leben einer Fettzelle wie durch eine Riesenlupe beobachten können, gibt es verblüffende Erkenntnisse zum Thema »Übergewicht«. Dabei gibt es neue Hoffnung für alle Dicken: Die Pfunde können schmelzen, die schlanke Linie kann sich wieder formen und erhalten bleiben. Vergessen Sie alles, was Sie bislang über das Abspecken gelesen haben – es ist wirklich veraltet! Beginnen Sie jetzt, mit Hilfe biochemischer Erkenntnisse, Ihr neues, schlankes, junges Leben.

Fettmoleküle und Fettzellen

Eigentlich darf man seine eigenen Fettzellen gar nicht verurteilen. Wenn sie sich an jedes einzelne Fettmolekül klammern und ihren angesammelten Speck einschließen wie in einen Banktresor, so tun sie lediglich ihre Pflicht. Sie erfüllen die ihnen übertragene Aufgabe im Stoffwechsel, indem sie Speicherfett horten für den Fall, dass irgendwann Not- und Hungerzeiten kommen und die Vorräte benötigt werden.

Bereits das Kauen des Essens löst Enzymreaktionen aus, die mit Hilfe von Insulin den Fetteinbau in die Körperzellen fördern.

Stoffwechselbefehle des Gehirns

Dabei fügen sich die Fettzellen den Stoffwechselbefehlen, die meist vom Gehirn ausgehen und über Hormone, Nervenpeptide und Neurotransmitter (Nervensignalstoffe) übermittelt werden. Wenn das Gehirn als Stoffwechselzentrale anordnet, dass die Fettzellen Fettmoleküle abgeben sollen, tun sie dies ohne die geringste Widerrede. Denn auch dieses Bereitstellen von Depotfett gehört zu ihren Aufgaben.

Aber wie können nun die Fettzellen dazu gebracht werden, sich von den angesammelten Vorräten zu trennen?

So werden Sie schlank

● Erstens müssen die Fettmoleküle raus aus den Fettzellen an Bauch und Hüften.

● Zweitens müssen die Fettmoleküle aus dem Blut, in dem sie herumschwimmen, in die Körperzellen hineingeschleust werden.

● Drittens müssen diese mikroskopisch winzigen Fettbomben angezündet und zu Energie verbrannt werden.

● Fazit: Wenn nur einer dieser Stoffwechselschritte nicht funktioniert, werden Sie nie schlank, ganz egal was und wie wenig Sie essen.

Die Sprache des Stoffwechsels

Sie müssen zu diesem Zweck lediglich die Sprache des Stoffwechsels sprechen, seine Codes und Mechanismen benutzen, um spielend Gewicht zu verlieren. Daran sind fast alle Dicken und Übergewichtigen bislang gescheitert. Die üblichen kalorienreduzierten Diäten sprechen diese Zellsprache nicht. Sie sind in einem Unverständnis gegenüber der Intelligenz des Fettstoffwechsels entstanden. Dementsprechend bleiben diese Diäten chancenlos vor den fest verriegelten Fettzellen. Den Schlüssel, der sie öffnet, haben sie nicht in der Hand.

Ein Mann mit 70 Kilogramm hat normale Fettreserven von rund 100 000 Kilokalorien in 15 Kilogramm Fettgewebe. Wenn er jedoch 30 Kilogramm zunimmt, hat er 45 Kilogramm Fettgewebe mit 300 000 Kilokalorien Fettreserven – also im Verhältnis zu seiner gesamten Körpermasse viel mehr.

So entstehen Fettreserven

Fett – beispielsweise in Fleisch oder Käse – ist ein ganz natürliches Lebensmittel. Der Stoffwechsel ist seit Jahrmillionen auf seine Verdauung und Verwertung programmiert. Das Fett in seiner natürlichen Form ist deshalb im Körper willkommen, und es macht überhaupt nicht dick.

Gefährlich ist das Fett, das aus schnell löslicher Glukose, Saccharose oder Fruktose, den kleinsten Einheiten der Kohlenhydrate, entsteht: aus Zucker, Süßem (auch süßen Getränken), Brot, Pizza, Nudeln, poliertem Reis, Kuchen und Gebäck.

Der Stoffwechsel will die darin enthaltenen Kohlenhydrate nicht verschenken, sondern behalten. Weil sich aber Kohlenhydrate nur bedingt als Glykogen speichern lassen – bei einer Person mit 70 Kilogramm Gewicht sind es nur ca. 800 Kilokalorien –, produziert die Leber Fett aus einem Teil des Überschusses. Dieses Fett versendet sie in Form von so genannten Triglyzeriden, den Fettmolekülen, in die Speckpolster an Bauch und Hüften. Fett lässt sich nämlich fast unbegrenzt deponieren.

Problematisches Abnehmen

Das Abspecken wird in vielen Fällen mit zunehmendem Gewicht immer schwieriger. Während bei geringem Übergewicht rund 3000 Kilokalorien verbrannt werden müssen, um ein Kilogramm Fett loszuwerden, können es bei Fettleibigkeit bis zu 8200 Kilokalorien sein. Mit anderen Worten: So ein Kandidat müsste 70 Stunden spazieren gehen, 24 Stunden Rad fahren, 15 Stunden joggen oder neun Stunden lang Squash spielen, um nur ein Kilogramm Bauchspeck loszuwerden. Das kann man natürlich von keinem Menschen verlangen. Es zeigt aber auch, wie scheinbar hoffnungslos die Situation vieler dicker Menschen ist.

Jeder Mensch benötigt Fettreserven. Problematisch sind nur Fette aus schnell löslicher Glukose. Der Stoffwechsel behält sie im Körper, anstatt sie auszuscheiden.

WISSENSWERTES ÜBER FETTZELLEN

● Wenn Kinder mit Mehlspeisen und Süßigkeiten gemästet werden, bilden sie zusätzlich zu den normalen Fettzellen, die auch schlanke Menschen besitzen, Milliarden von Präadipozyten. Diese speziellen Fettzellen sind noch leer, können aber nach der Pubertät schnell gefüllt werden.

● Fettzellen können unbeschränkt Fett aufnehmen, sie quellen einfach immer weiter auf und erreichen die 100fache Größe ihres Normalzustands.

● Selbst wenn Sie gar nichts mehr essen (z. B. bei einer Nulldiät), bleibt die Anzahl der Fettzellen bestehen; die Fettzellen schrumpfen lediglich.

● Eine gute Nachricht: In den Fettzellen und im Fettgewebe ist Tag und Nacht Bewegung, denn Fetteinbau und Fettabbau wechseln sich ab. Um schlank zu werden, müssen Sie nur dafür sorgen, dass der Fettabbau, die Lipolyse, verstärkt wird.

Fett auf der Einbahnstraße

Die Leber verarbeitet nicht alle übrig gebliebenen Kohlenhydrate zu Fett, sondern nur einen kleinen Teil. Die negativen Folgen des vielen Essens entstehen auf andere Weise. Bereits beim Kauen von Brot oder Nudeln, Cremespeisen oder Kuchen bilden sich am hauchfeinen Übergang der Blutkapillaren zu den Fettzellen unzählige Enzyme. Sie öffnen die Fettzellen und warten auf die Billiarden neuen Fettmoleküle, um sie einzubauen. In derselben Zeit stößt die Bauchspeicheldrüse das Hormon Insulin aus, das ebenfalls den Fetteinbau beschleunigt und darüber wacht, dass kein einziges Fettmolekül aus den geöffneten Fettzellen in den Blutkreislauf zurückfließt. Kohlenhydrate bauen also gewissermaßen die »Einbahnstraße Fett«, über die ein steter Strom von Fettmolekülen zu den Speckpolstern fließt – in vielen Fällen geschieht dies rund um die Uhr.

Achten Sie auf versteckte Fette! Etwa 6o Prozent des Fetts, das wir täglich verzehren, ist als solches nicht direkt erkennbar. Es verbirgt sich in Fleisch und Wurst, aber auch in Süßigkeiten und Knabbereien.

Currywurst mit Pommes frites

Wenn Sie Spaghetti pur essen, haben Sie bezüglich des Dickwerdens noch Glück, denn nur ein bis zwei Prozent der enthaltenen Kohlenhydrate werden in Fett umgewandelt.

Bedrohlich wird es jedoch dann, wenn Fett zusammen mit Kohlenhydraten, Zucker oder Süßigkeiten gegessen wird: beispielsweise bei Torten, fetten Kuchen, süßen Mehlspeisen und Fertiggerichten, aber auch bei Currywurst mit Pommes frites oder Gerichten mit fetten Saucen. Bei einer solchen Nahrungsaufnahme werden bis über 20 Prozent der verzehrten Kohlenhydrate in Fett umgewandelt, und auf der »Einbahnstraße Fett« fließen jetzt gewaltige Massen von Fettmolekülen auf die Fettdepots zu.

Verhängnisvolle Diäten

Auch Fruktose, der Fruchtzucker in süßem Obst, hilft beim Bau der verhängnisvollen Fettstraße mit. Wenn die Ernährung nur aus Obst besteht, wie bei typischen Schlankheitskuren (Ananasdiät, Traubenkur oder Obstsaftfasten), stellt der Fruchtzucker reichlich Kohlenstoffatome für die Produktion von Fettmolekülen zur Verfügung; davon umso mehr, wenn zusätzlich Mehlprodukte konsumiert werden.

Gleichzeitig kurbeln Glukose und Fruktose die Produktion der fetteinbauenden Enzyme an. Die Bauchspeicheldrüse reagiert mit einem steten Ausstoß von Insulin. Die Insulinwerte im Blut sind ständig leicht überhöht – und damit bleiben alle Fettzellen geschlossen. Auch süßes Obst kann also dick machen.

Einseitige Obstdiäten stören den Stoffwechsel. Glukose und Fruktose erhöhen die Insulinwerte im Blut, dadurch können die Fettzellen nicht geöffnet werden.

Die eigentlichen Dickmacher

● Aus schnell löslichen Kohlenhydraten wie Zucker, Süßigkeiten, hellem Mehl, süßem Obst produziert die Leber Fettmoleküle, die über das Blut in die Speckpolster strömen. Die »Einbahnstraße Fett« entsteht. Das Insulin, der beste Freund aller Fettzellen, achtet darauf, dass sich der Fettstrom stets nur in einer Richtung bewegt, nämlich zum Bauch und zu den Hüften.

● Das durch Kohlenhydrate stimulierte Hormon Insulin sorgt auch für die Vermehrung von Enzymen, die Tag und Nacht Fettmoleküle in die Speckpolster schicken.

● Die Fettzellen sind unersättlich. Solange viel Kohlenhydrate zusammen mit Fett oder Süßigkeiten gegessen werden, quellen sie immer mehr auf.

WARUM KALORIENREDUZIERTE DIÄTEN NICHT WIRKEN

● Niedrige Stoffwechselrate: Schon geringste Fettabgaben schonen die Eiweißreserven in den Muskeln. Der Stoffwechsel ruht, ähnlich wie bei Bären im Winterschlaf.

● Zu hohe Insulinwerte: Lipogene (fetteinbauende) Enzyme, Rezeptoren und cAMP-Dienermoleküle werden aufgebaut.

● Zu niedriger Blutzuckerspiegel: Er macht müde und schlapp, die Stoffwechselrate sinkt weiter.

● Zu wenige Schilddrüsenhormone: Das Energieflämmchen in Muskelzellen flackert zusehends spärlicher.

● Zu wenige Stresshormone: Weil den Herausforderungen des Alltags nicht mehr aktiv und dynamisch genug begegnet wird, wird man immer träger.

● Zu wenige G-Proteine: Weil dem Stoffwechsel Eiweiß fehlt, setzt das Gehirn den Körper auf Sparflamme.

● Zu wenige Vitamine und Spurenelemente: Mitochondrien (Energiebrennöfen) und Ribosomen (Eiweißfabriken in den Muskelzellen) sterben in Massen ab, die übrig gebliebenen verrichten nur noch Notdienst.

● Erhöhte Aktivität von Lipoproteinlipase: In den Übergängen von Blutkapillaren zu Fettzellen bilden sich vermehrt Enzyme zum Einbau von Fett.

● Erniedrigter Energiebedarf: Zugeführte Nahrungskalorien werden in Form von Fett in den Bauchspeck eingebaut – als Notgroschen für eventuelle Hungerzeiten.

● Lipolytische Substanzen fehlen: Diese fettfreisetzenden Vitamine, Spurenelemente, Eiweißbausteine, Fettsäuren und andere Biostoffe finden sich seltener im Nahrungsbrei des Darms.

● Triglyzeride werden eingebaut: Mit Hilfe des Insulins aus der Bauchspeicheldrüse beherrschen Kohlenhydrate den Fettstoffwechsel.

● Fettzellen als Banktresor: Die Speckdepots verriegeln ihre Adipozyten (Fettzellen) und geben kein Fett mehr frei.

Triglyzeride machen dick

Fette oder Öle (sie werden auch als Lipide bezeichnet) bestehen aus zwei Teilen: Glyzerin und Fettsäuren. Weil sich normalerweise drei Fettsäuren an ein Glyzerinmolekül binden, werden die vom Körper aufgenommenen Fette und Öle als Triglyzeride bezeichnet. Unser Depotspeck an Bauch, Hüften, Po und Oberschenkeln besteht aus solchen Triglyzeriden. Allerdings sind auch alle Organe von Fettpolstern umgeben, die sie schützen und an ihrem Platz halten.

Triglyzeride sind (wie alles Fett) in Wasser unlöslich, sie müssen also erst einmal bearbeitet werden, damit sie von der Darmschleimhaut aufgenommen und ins Blut weitergeschickt werden können. Die Phospholipide helfen mit, Triglyzeride bereits im Magen in winzige Fetttröpfchen aufzulösen. Dadurch vergrößert sich ihre Oberfläche bis ums 10 000fache, und sie können so durch Lipasen (Fettverdauungsenzyme) viel besser aufgespalten werden.

Während Glukose und Eiweiß nur etwa vier Kilokalorien pro Gramm an Brennwert liefern, sind es bei Fett neun Kilokalorien. Aus diesem Grund hat sich die Natur dafür entschieden, Fett als Reserve zu horten und nicht etwa Glukose.

Pflanzenfett ist leichter zu verdauen

In Pflanzenzellen sind die Triglyzeride schon in Form zahlloser Partikel aufgelöst, umschlossen von einer Phospholipid- bzw. Lezithinschicht. Deshalb ist pflanzliches Fett besonders gut verdaulich. Kräftiges Kauen hilft dabei mit, so genannte Ebnerdrüsen der Zunge steuern ein erstes Verdauungsenzym bei.

Die Fettbestandteile (Glyzerin und Fettsäuren) setzen sich wiederum nahezu ausschließlich aus Kohlenstoff und Wasserstoff zusammen, Fett enthält also praktisch keinen Sauerstoff. Das steigert seinen Kalorien-, also Verbrennungswert. Fett durchläuft einen längeren Verbrennungsprozess als die schnell entflammte Glukose.

Die Fettverdauung

So wie die Triglyzeride in Magen und Darm durch Verdauungslipasen gespalten werden, werden sie in den Fettzellen durch so genannte hormonsensitive Lipasen zerlegt. Eingeleitet wird diese Fettspaltung stets durch Stresshormone wie Adrenalin, Glukagon u. a. Der abgespaltene Glyzerinteil kann danach für die Herstellung von Glukose weiter benutzt werden, die Fettsäuren werden zur wichtigen Energiequelle.

Cholesterin ist nicht gleich Cholesterin! LDL, das »böse« Cholesterin, begünstigt bei einer zu hohen Konzentration im Blut die Entstehung von Arteriosklerose, während das »gute« HDL-Cholesterin davor schützt.

Beim Abbau von Fettsäuren entstehen so genannte Ketonkörper. Weil bei Hunger oder anderen Formen von Stress große Mengen von Triglyzeriden abgebaut und freigesetzt werden, steigen die Ketonkörperkonzentrationen im Organismus an. Die Ketonkörper können gleichfalls als Brennstoff benutzt werden, so beispielsweise vom Gehirn und auch vom Herzmuskel mit seinem enormen Energiebedarf.

Schädliches und unschädliches Cholesterin

Damit das Fett im Blut besser transportiert werden kann, wird es zusammen mit Cholesterin (einem in geringen Konzentrationen in der Nahrung enthaltenen Fettstoff) eingewickelt, und zwar in eine Hülle aus Phospholipiden und Eiweiß. Auf diese Weise entstehen so genannte Lipoproteine, wie das LDL (low density lipoprotein, Lipoprotein mit geringer Dichte), das fast ausschließlich Triglyzeride und kaum Cholesterin und Phospholipide enthält und aus diesem Grund als böses Cholesterin bezeichnet wird. Das gute Cholesterin hingegen wird HDL genannt (high density lipoprotein, Lipoprotein mit hoher Dichte). Die Unterscheidung rührt daher, dass Fett eine geringe Dichte hat. Feste, kompakte Substanzen dagegen sind fettarm.

Bewegung senkt das Risiko

Wer regelmäßig Sport treibt, senkt sein Risiko, an einem Herz-Kreislauf-Leiden zu erkranken. In einigen Studien ist dieser Schutzeffekt nachgewiesen worden. Ein Grund dafür liegt im Anstieg des HDL auf Kosten des LDL-Cholesterins. Mediziner halten LDL für eine der Hauptursachen von Arteriosklerose.

Auch das böse Cholesterin ist notwendig

Die LDL-Lipoproteine sind aber ganz wichtig für den Fetttransport. Sie werden vorwiegend in der Leber (aber auch im Darm) zusammengebaut und dann ans Blut abgegeben. Im Fett- und Muskelgewebe werden die Triglyzeride mit Hilfe bestimmter Enzyme (Lipoproteinlipase, LPL) herausgelöst. Dass unsere Herzmuskelzellen besonders viel LPL anreichern, hat seinen Grund. Diese Zellen weisen besonders viele Mitochondrien (bis zu 1000 pro Zelle) auf, sie sind deshalb sehr leistungsfähig, brauchen aber auch viele Fettsäuren, um den Motor am Laufen zu halten.

Die dick machenden langkettigen Fettsäuren sind vor allem in Lebensmitteln mit verstecktem Fett enthalten – wie z. B. in Hackfleisch, Wurst, fettem Käse, Torten und Süßigkeiten.

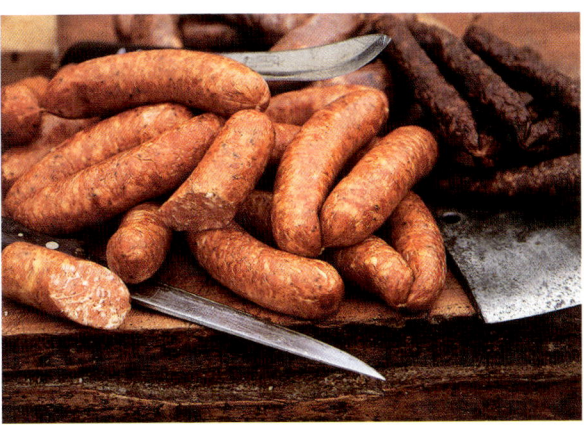

Tierisches Eiweiß und tierische Fette sollten bei einer gesunden Ernährung starkt reduziert werden.

Fehlernährung und Cholesterin

LDL, das so genannte böse Cholesterin, erfüllt also auch eine wichtige Funktion im Organismus. Dass es im Blut hohe Werte erreicht, hat seine Ursache in einer falschen Ernährungsweise. Als Folge davon reichern sich die Leberzellen mit Fett an – es entsteht eine Fettleber und Herzschwäche, denn die Herzmuskelzellen warten umsonst auf Brennstoff.

Wenn Fett verbrannt wird, entsteht Energie

Während langkettige Fettsäuren (mit vielen Kohlenstoffatomen) vorwiegend in die Fettzellen hineingequetscht werden, nutzt der Körper mittelkettige Fettsäuren (mit sechs bis zehn Kohlenstoffatomen) eher für die Energieerzeugung. Wenn Fett für mehr Energie benötigt wird, werden in den Fettzellen Triglyzeride gespalten und freie Fettsäuren sowie Glyzerin ans Blut abgegeben. Mit Hilfe des Eiweißstoffs L-Karnitin werden sie durch die Zellmembran in die Brennkammern geschleust und verbrannt.

Wenn Sie die Triglyzeride in den Griff bekommen wollen, sollten Sie die Aufnahme von konzentrierten Kohlenhydraten (Zucker, Weißmehl) deutlich reduzieren.

Fettspeicherung durch Kohlenhydrate

Wichtig für alle Menschen mit Übergewicht ist die biochemische Tatsache, dass Glukose (die kleinste Einheit der Kohlenhydrate) für den Bau der körpereigenen Triglyzeride gebraucht wird, aber nicht für die Fettfreisetzung, also den Abbau der Triglyzeride.

In dem Augenblick, in dem kohlenhydratreiche Lebensmittel verzehrt werden (Nudeln, polierter Reis, süßes Gebäck, Limonade), setzen sofort die Vorbereitungen für den Einbau von Triglyzeriden in die Fettzellen ein. Damit baut sich die verhängnisvolle »Einbahnstraße Fett« über Darm, Leber und Blut in die Fettzellen auf.

Wissenswertes über Triglyzeride

▶ Das Fett in unserer Nahrung besteht zu 98 Prozent, das Fett in unserem Bauchspeck sogar zu 99 Prozent aus Triglyzeriden.

▶ Die Triglyzeride bestehen aus fünf Prozent Glyzerin (einem Alkoholkohlenhydrat) und aus 95 Prozent Fettsäuren.

▶ Die Triglyzeride enthalten keinen Sauerstoff, sie brennen deshalb besonders lange und sind ein idealer Energielieferant. Einzig aus diesem Grund werden sie so gern in den Fettzellen gespeichert.

▶ Vor allem die leistungsstarken Herzmuskelzellen sind auf den Dauernachschub von Triglyzeriden angewiesen.

▶ Wenn Triglyzeride bzw. die aus ihnen herausgespaltenen freien Fettsäuren nicht von Körperzellen angenommen werden (z. B. wegen eines Mangels an L-Karnitin), kommt es zur erhöhten Anreicherung im Blut und damit zu hohen Blutfettwerten.

▶ Die Triglyzeride im Bauchspeck sind lediglich Brennstoff für die Energiegewinnung. Sie haben darüber hinaus keine wesentliche Bedeutung im Stoffwechsel.

▶ Um schlank zu bleiben, müssen Sie durch entsprechende Ernährungsweise dafür sorgen, dass den Fettzellen deutlich weniger Triglyzeride zugeführt werden.

Die richtige Ernährung ist der wichtigste Schritt in Richtung Schlanksein. Denn nach einem zu kohlenhydratreichen Frühstück ist jeder Joggingkilometer vergeblich.

Wenn Sport sinnvoll sein soll

Sport und Bewegung haben nur dann einen Sinn, wenn die »Einbahnstraße Fett« entgegengesetzt verläuft: vom Fettgewebe an Bauch, Hüften, Po und Oberschenkeln zu den Körperzellen, wo die Energie während der sportlichen Betätigung verbrannt werden kann.

Schlankheitsgene aktivieren

Es gibt Menschen, die kaum abnehmen, obwohl sie sich fast ausschließlich von Kaffee, Kaugummi und ein paar Keksen ernähren. Dies kann daran liegen, dass die Triglyzeride sehr hartnäckig in den Fettzellen sitzen und sich um keinen Preis aus ihrer Heimat vertreiben lassen. Angeblich kann in diesem Fall niemand helfen – kein Arzt und keine Schlankheitskur.

Aber auch für diese Menschen ist es letztendlich sehr einfach, von ihrem Gewicht herunterzukommen. Eine wichtige Voraussetzung für den Erfolg ist dabei, zunächst einmal über die wahren Gründe des Dickseins Bescheid zu wissen.

Eiweiß macht schlank! Kurbeln Sie Ihre Eiweißverwertung an, und erhöhen Sie den Eiweißstatus in Ihren Zellen.

Ist Dicksein eine Erblast?

Alles im Körper geschieht auf Anordnung der Gene in den Zellkernen. Ausgeführt werden diese Befehle dann von den Proteinen (Eiweißen). Alle anderen Nährstoffe wie Vitamine, Mineralstoffe, Spurenelemente, Fettsäuren oder Glukose sind lediglich Hilfsstoffe bei diesen Vorgängen.

Es gibt Gene, die für das Wachstum der Haare sorgen oder die Produktion von Glückshormonen veranlassen, sowie Gene für das Muskelwachstum. Und es gibt Gene, die den Fettzellen befehlen, überschüssiges Fett freizugeben, damit es im Körper zu Energie verbrannt werden kann. Aber es gibt auch so genannte Fettleibigkeitsgene, die das Fett in den Fettzellen festhalten und dadurch Übergewicht verursachen.

Diese Fettleibigkeitsgene gewinnen nach und nach die Oberhand über die Schlankheitsgene, wenn sich ein Mensch jahrelang vollkommen falsch und ungesund ernährt hat.

Mutationen führen zu Fettdepots

Auslöser von punktuellen Mutationen der Schlankheitsgene sind bestimmte Adenoviren, die sich von Fett
ernähren und denen sehr daran gelegen ist, dass die Fettzellen immer schön mit gelbem Fett gefüllt sind.

Diese Mutationen von den Schlankheits- zu den Fettlei-
bigkeitsgenen müssen wieder umgekehrt werden. Die
bislang dominanten Fettleibigkeitsgene müssen also
schleunigst wieder bedeutungslos werden. Dafür müssen die Schlankheitsgene reaktiviert und schließlich do-
minant werden, wie es die Natur ja auch ursprünglich für
jeden Menschen vorgesehen hat. Wenn dies gelingt, wird
die »Einbahnstraße Fett« umgedreht. Sie verläuft dann
nicht mehr aus dem Darm über Blut und Leber in die
Speckpolster, sondern umgekehrt aus den Fettdepots
über das Blut zu den Muskel- und anderen Zellen im
Körper. Je nach dem Grad der Fettleibigkeit kann es
dann in relativ kurzer Zeit zu beträchtlichen Gewichts-
verlusten kommen.

Sonne, Jod und Obst sind natürliche Schlankmacher, die die Eiweißverwertung des Stoffwechsels verbessern.

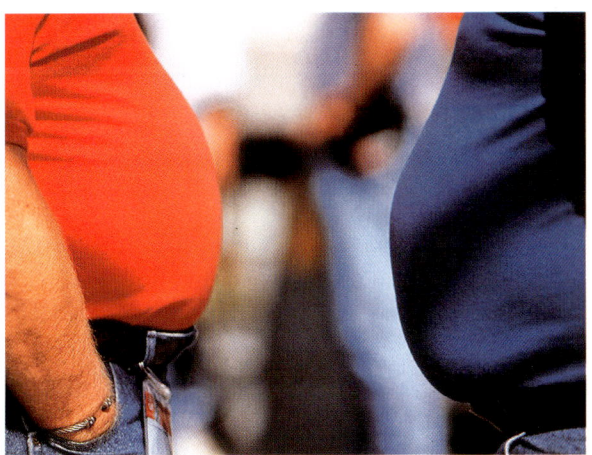

Es muss ja nicht immer der Wasch-brettbauch sein – aber solche Fett-depots sind unschön und ungesund.

Die Sieben-Tage-Schlankheitskur

Bei diesem Abspeckplan wird die Schlankheitskur zur Offensive gegen unnötige Pfunde, die sich in Bauchnabelhöhe angesiedelt haben und im Begriff sind, die Problemzone bis über das Knie endgültig zu erobern. Bei vielen Menschen konzentrieren sich bis zu 60 Prozent des Körpergewichts in diesem Bereich.

Eine Doppelstrategie, die schlank macht

Die Sieben-Tage-Schlankheitskur basiert auf dem Schlankheitsrezept der Natur, einer Doppelstrategie: entwässerndes Kalium und entfettendes Eiweiß.

Die Rezepte auf den folgenden Seiten sind einige Vorschläge für Ihre Sieben-Tage-Schlankheitskur. Sie können Sie nach Geschmack variieren, sollten sich aber an die angegebenen Zutaten halten und sie nicht durch dick machende Lebensmittel ersetzen.

Wichtiges Gebot: Salz bleibt reduziert, es fungiert nur als Jodträger und notwendiger Natriumlieferant. Das Maximum ist ein gestrichener Teelöffel jodiertes Speisesalz pro Tag (denken Sie auch an das versteckte Salz). Als Getränke bieten sich an: Gemüse- und saure Fruchtsäfte, Mineralwasser, Diätlimonaden, Kaffee, grüner und schwarzer Tee ohne Zucker und Sahne (Süßstoff ist erlaubt), Kräutertee, Milch, keinesfalls mehr als ein halber Liter Bier oder ein viertel Liter trockener Wein pro Tag.

Das dürfen Sie essen

Zum Frühstück gibt es Vollkornbrot, Pumpernickel oder Vollkornknäckebrot. Vermeiden Sie Misch- und Weißbrot. Essen Sie grundsätzlich keine Vollkornbrötchen, denn sie enthalten oft einen ziemlich großen Anteil an Misch- oder Weißmehl. Etwa zehn Minuten vor dem Frühstück gibt es ein kleines Glas Wasser oder Mineralwasser. Ganz entscheidend ist ein deutlich erhöhter Anteil an Eiweiß gegenüber dem Frühstück, das Sie bislang am Morgen immer zu sich genommen haben.

Das Frühstück

Das Frühstück können Sie selbst nach Ihrer eigenen Phantasie gestalten. Wählen Sie aus dem folgenden Angebot diejenigen Zutaten, auf die Sie am meisten Appetit haben:

▶ 1 Scheibe Vollkornbrot oder Pumpernickel, 4 Scheiben Vollkornknäckebrot

▶ 60 Gramm Fleisch, Fisch, Geflügel oder Tofu

▶ Alle naturbelassenen Gemüse wie Tomaten, Gurken, Radieschen, Rettich, Paprika oder Melonen

▶ Alle sauer schmeckenden Früchte wie Kiwis, Grapefruits, Orangen, Weintrauben, Beeren, Äpfel, Pflaumen, aber auch 1 Banane oder 1 frische Feige sowie Oliven

▶ 1 Ei (in allen möglichen Variationen, auch in etwas Butter, z. B. als Rührei, gebraten)

▶ Magerkäse, Quark, ungesüßter Joghurt (am besten Biojoghurt)

Je frischer Obst und Gemüse sind, desto höher ist ihr Gehalt an Nähr- und Biostoffen. Gemüse sollten Sie möglichst sofort verbrauchen, denn die Vitamine A, B1, C und E sind empfindlich gegen Licht und Sauerstoff.

Roastbeef und Braten

Zutaten

1 Scheibe Vollkornbrot • 1 TL Diätmayonnaise • 1 Essiggurke 1 dünne Scheibe kalter Braten (30 g) • 1 dünne Scheibe Roastbeef (30 g) • eventuell Petersilie oder Dill

1 Das Vollkornbrot in 2 Hälften schneiden und mit Diätmayonnaise bestreichen.

2 Die Essiggurke in dünne Scheiben schneiden, jeweils auf die Mitte der beiden Fleischscheiben schichten.

3 Die Fleischstücke eng aufrollen und dekorativ auf die Brotscheiben legen. Mit gehackten Kräutern bestreuen.

Knäckebrot mit Schinken

Zutaten
*3 Scheiben Vollkornknäckebrot • 1 TL Butter • 1 TL Ketchup
60 g magerer Schinken • 5 Radieschen • Pfeffer*

1 Die Knäckebrotscheiben dünn mit Butter und Ketchup bestreichen, dann den Schinken darauf legen.

2 Radieschen waschen, in Scheiben schneiden und auf dem Schinken verteilen. Mit Pfeffer bestreuen.

Kiwi mit Dickmilch

Kaum ein anderes Obst enthält mehr Vitamin C als die Kiwi.

Zutaten
*1 Kiwi • 1 TL Rosinen • 3 EL Haferflocken • 1 Tasse Dickmilch
Honig • dazu eine 1 Scheibe Pumpernickel*

Die Kiwi schälen, klein schneiden und mit Rosinen, Haferflocken und Dickmilch verrühren. Nach Geschmack mit Honig süßen.

Sahnequark mit Weintrauben

Zutaten
*1 Becher Magerquark • 1 TL Zitronensaft • 1 EL Sahne
100 g rote oder grüne Weintrauben • 1 TL Sonnenblumenkerne • dazu 3 Scheiben Vollkornknäckebrot*

Quark mit Zitronensaft, Sahne, gewaschenen und klein geschnittenen Weintrauben sowie Sonnenblumenkernen verrühren.

Tofuwürstchen mit Ei

Zutaten

1 Ei • 1 Scheibe Vollkornbrot • 1 TL Butter • 1 TL Diät-mayonnaise • 2 Tofuwürstchen • 1 TL gehackte Petersilie

1 Das Ei hart kochen und in Scheiben schneiden. Das Vollkornbrot dünn mit der Butter und Diätmayonnaise bestreichen.

2 Die Tofuwürstchen in Scheiben schneiden, zusammen mit den Eierscheiben das Vollkornbrot damit belegen. Mit Petersilie bestreuen.

Eier sind reich an Eiweiß, aber auch an Vitaminen: A, B, D und E.

Zwischengerichte

Für die Zwischenmahlzeiten sind Kohlenhydrate gefragt, die der Stoffwechsel ebenfalls benötigt. Aber nur komplexe Kohlenhydrate sind von Nutzen – also vor allem diejenigen, die im Getreide vorhanden sind. Daher sollten Sie – nicht später als elf Uhr vormittags – ein Getreidemüsli zu sich nehmen, bestehend aus Dinkel, Hafer, Gerste, Roggen, Weizen, Buchweizen oder Hirse. Ideal ist es, das Getreide mit der Getreidemühle selbst zu schroten und über Nacht in Wasser einzuweichen. Dann kann es vorquellen und so vom Darm besser verwertet werden. Das Müsli vermischen Sie am nächsten Morgen mit frischem Obst, Joghurt oder Dickmilch.

Das Mittagessen

Entscheidend für das Mittagsmenü ist die Kombination von Gemüse und kleinen Fisch-, Fleisch- oder Geflügelportionen (jeweils nicht mehr als 60 Gramm). Für Vegetarier bieten sich Sojaprodukte, z. B. Tofu (100 Gramm), an. Das Gemüse wird nur kurz in etwas Wasser gegart.

Die lebenswichtigen Kohlenhydrate liefern Biokartoffeln mit Schale, Naturreis oder Vollkornnudeln. Süße Nachspeisen sollten Sie vermeiden. Zu trinken gibt es Wasser oder Mineralwasser, Fruchtsaft oder Tee.

Kalbsschnitzel à la Romana

Zutaten

100 g Vollkornnudeln • 60 g Kalbschnitzel (sehr dünn geschnitten) • 20 g magerer gekochter Schinken • 2 Salbeiblätter • 1 EL Pflanzenöl • Salz, Pfeffer • Tomatensauce

1 Die Nudeln in Salzwasser bissfest kochen. Das Schnitzel salzen und pfeffern. Den Schinken in Streifen schneiden und mit den Salbeiblättern auf das Fleisch legen.

2 Das Ganze dann zusammenlegen und in heißem Öl beidseitig braten. Mit den Nudeln auf einem Teller anrichten und mit etwas Tomatensauce garnieren.

Biokartoffeln mit Leber

Kartoffeln, in der Schale gegart – die nicht aufplatzen sollte –, enthalten viel Vitamin C.

Zutaten

3 Biokartoffeln • 1 kleine Scheibe Kalbsleber • 1 EL Milch 1 Zwiebel • 1 EL Petersilie • 1 EL Bohnenkraut • 1 EL Butter • Salz

1 Die Kartoffeln bissfest kochen. Leber waschen und in Milch ziehen lassen. Zwiebel, Petersilie und Bohnenkraut klein hacken.

2 Leber abtrocknen und in den Kräutern wälzen. Butter erhitzen, Leber beidseitig kurz anbraten. Das Ganze leicht salzen, mit Kartoffeln servieren.

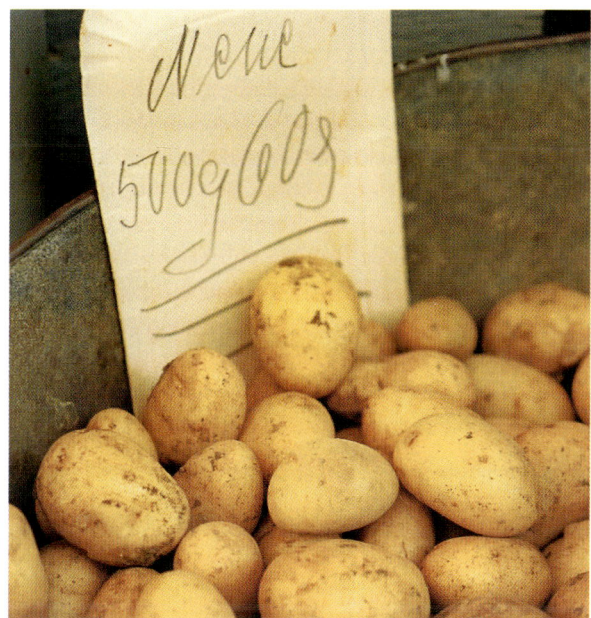

Wer viel mit Kartoffeln kocht, macht wenig falsch. Die braunen Knollen liefern viel Vitamin C und Ballaststoffe.

Spinat mit Kartoffeln und Eiern

Zutaten
*4 Kartoffeln • 3 Eier • 300 g Blattspinat • 1 Knoblauchzehe
1 TL Butter • Salz, Pfeffer • Muskat*

1 Kartoffeln gar kochen. Eier wachsweich kochen. Spinat waschen, abtropfen lassen und im Topf kochen, bis er zusammengefallen ist. Danach den Spinat klein hacken. Die Knoblauchzehe zerdrücken und mit der Butter im Topf dünsten. Den Spinat hinzugeben, mit etwas Salz, Pfeffer und Muskat würzen. Die Kartoffeln pellen und zusammen mit den Eiern und dem Spinat anrichten.

Spinat ist reich an Vitaminen und Mineralstoffen, Kartoffeln liefern Vitamin C und Ballaststoffe.

Knoblauchgarnelen mit Reis

Zutaten

4 EL Naturreis • 1 Bund Petersilie • 2 Knoblauchzehen
60 g Garnelenschwänze • 1 EL Butter • Salz, Pfeffer
1 TL Zitronensaft

Knoblauch ist nicht nur ein unentbehrliches Würzmittel in jeder guten Küche, sondern auch eine echte Medizin: Er wirkt abwehrstärkend, keimtötend, verdauungsfördernd – und er hält jung.

1 Naturreis körnig kochen. Petersilie klein hacken. Knoblauchzehen zerdrücken und mit den Garnelenschwänzen vermengen. 10 Minuten durchziehen lassen.

2 Butter erhitzen. Garnelenschwänze mit Knoblauch 4 Minuten anbraten. Mit Salz und Pfeffer würzen, Zitronensaft darüber träufeln. Mit dem Naturreis anrichten.

Nachmittags

Verliert der Körper an Fett, so führt dies meist zu erheblichen Protesten seitens der empörten Speckdepots. Diese sind es gewohnt, dass für stetigen Nachschub an Triglyzeriden gesorgt wird. In der Folge tritt häufig ein

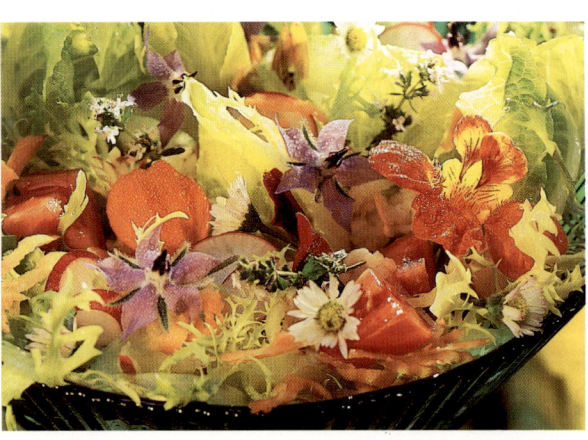

Rohkost und Salat zum Abendessen: Da bekommt der Körper was er braucht, und das Verdauungssystem wird nicht belastet.

enormer Heißhunger auf, dem man nur mit größter Mühe widerstehen kann. Verantwortlich für diese riesengroße Lust auf einen Pausensnack ist ein Netzwerk hormoneller Signalstoffe, die die Fäden zwischen Darm, Leber, Gehirn und Fettzellen knüpfen.

Heißhunger stellt sich meist am Nachmittag ein – zu einem Zeitpunkt, wo man früher das gewohnte Stück Linzer Torte oder Erdbeerkuchen mit Sahne verzehrte. Bei einer solchen Attacke während der Sieben-Tage-Schlankheitskur sollten Sie einen kleinen Snack aus folgenden Lebensmitteln wählen:

▶ Joghurt
▶ Magerquark
▶ Obst
▶ 1 Esslöffel Nüsse, Samen, Kerne
▶ 1 Esslöffel Sojaknabberei oder Studentenfutter
▶ Knäckebrot
▶ Frische Paprikaschnitze

Alle kaltgepressten Pflanzenöle mit einem hohen Anteil an ungesättigten Fettsäuren sind gleichzeitig reich an Vitamin E.

Das Abendessen

Schmackhafte Salatplatten und üppige Rohkostschüsseln beherrschen die letzte Hauptmahlzeit des Tages. Machen Sie aus dem Abendessen ein schönes und freudiges Ereignis: Decken Sie den Tisch liebevoll, verwenden Sie Ihr gutes Geschirr, gönnen Sie sich Ruhe und Entspannung – Sie haben es verdient. Die Salatsauce bereiten Sie aus Apfelessig und wertvollem Pflanzenöl mit vielen ungesättigten Fettsäuren zu. Neben dem Salat gibt es von Thunfisch bis zu Räucherzunge, von hart gekochten Eiern bis zu geräuchertem Tofu alles, was den Appetit auf grünes, gelbes und rotes Gemüse steigert. Als kleine Belohnung für einen disziplinierten Schlankheitskurtag gönnen Sie sich jetzt außerdem ein paar Scheibchen französisches Baguette.

Bunter Rohkostteller

Zutaten
1 Karotte • 1 Fenchelknolle • 5 Oliven • 1 Portion Feldsalat
1 Tomate • 1 EL Salatöl • 1 TL Zitronensaft • 1 TL Apfelessig
1 EL gehackte Petersilie • Salz • 60 g Lachs • Baguette

1 Gemüse und Feldsalat waschen, putzen und klein schneiden. Tomate mit heißem Wasser überbrühen, enthäuten und klein schneiden. Alles zusammen auf einer großen Platte hübsch anrichten.
2 Aus Öl, Zitronensaft, Apfelessig und Petersilie sowie etwas Salz eine Sauce mischen und darüber gießen. Den Lachs in Streifen schneiden. Den Rohkostteller mit den Oliven garnieren und zusammen mit dem Baguette servieren.

Eiersalat

Zutaten
1 Salatgurke • 1 Portion Eisbergsalat • 1 Tomate • 2 Eier
4 EL Joghurt • 1 EL saure Sahne • 1 TL Zitronensaft
1 EL Apfelessig • 1 TL Honig • Salz • 1 Scheibe Pumpernickel

Die Gurke wirkt erfrischend wie kein anderes Gemüse, regt den Darm an und entwässert den Körper. Es empfiehlt sich aber, nur Gurken aus biologischem Anbau ungeschält zu essen.

1 Gurke gründlich waschen, halbieren, Kerne herausschaben, in Streifen schneiden. Eisbergsalat waschen, putzen und zerkleinern. Tomate mit heißem Wasser überbrühen, enthäuten, in kleine Würfel schneiden.
2 Eier hart kochen, in Scheiben schneiden. Alles zusammen in einer Glasschüssel vermischen. Aus den restlichen Zutaten eine Salatsauce rühren, abschmecken und darüber geben. Zum Salat gibt es Pumpernickel.

Avocado mit Chicorée und Schinken

Zutaten

1 Chicorée • 1 Avocado • 1 TL Zitronensaft • 2 EL Apfelessig
Salz, Pfeffer • 1 EL Pflanzenöl • 40 g Parmaschinken
3 Scheiben Vollkornknäckebrot • 1 TL Butter

1 Chicorée klein schneiden, Avocado in kleine Stücke schneiden und mit Zitronensaft beträufeln, danach unter den Chicorée mischen. Apfelessig mit Salz, Pfeffer und Pflanzenöl zu einer Sauce verrühren, über den Chicorée-Avocado-Salat gießen. Das Ganze etwas durchziehen lassen.

2 Den Parmaschinken zusammenrollen und in Scheiben schneiden. Das Vollkornknäckebrot mit Butter bestreichen und alles zusammen servieren.

Die Avocado bietet den höchsten Fettgehalt aller bekannten Früchte. Der größte Teil davon sind mehrfach ungesättigte Fettsäuren.

Tofuschmaus

Zutaten

125 g Räuchertofu • 1 Scheibe kalter Braten • 30 g Schafskäse
1 Tomate • 5 schwarze Oliven • 1 EL Apfelessig • 1 EL Pflanzenöl • 1 TL Zitronensaft • Salz, Pfeffer • 1 großes Salatblatt
3 Scheiben Vollkornknäckebrot

1 Den Tofu, den Braten, den Schafskäse und die Tomate in Stücke schneiden und das Ganze mit den Oliven vermengen.

2 Aus Apfelessig, Öl, Zitronensaft, Salz und Pfeffer eine Sauce mischen und darüber geben. Etwas ziehen lassen, ohne die Sauce unterzuheben.

3 Danach alles vermengen und auf das Salatblatt geben. Zusammen mit dem Vollkornknäckebrot anrichten.

Unverzichtbar als vegetarischer Fleischersatz ist das Sojaprodukt Tofu.

Feldsalat mit Krabben und Ei

Zutaten
50 g Krabben • 1 Ei • 100 g Feldsalat • 1 EL Apfelessig
2 EL Sonnenblumenöl • Salz, Pfeffer • 1 EL Sonnenblumen-
kerne • 1 Scheibe Pumpernickel

1 Die Krabben über-brausen und abtropfen lassen. Das Ei hart kochen und in Scheiben schneiden. Den Feldsalat waschen und mit Ei und Krabben garnieren.

2 Aus Apfelessig, Öl, etwas Salz und Pfeffer eine Sauce rühren und darüber gießen. Mit den Sonnenblumenkernen bestreuen. Dazu gibt es Pumpernickel.

Setzen Sie sich extremen Wetterlagen aus! Der Einfluss von Wolkenbrüchen, Sommerhitze oder Schneestürmen produziert im Körper fettfressende Stresshormone.

Durch leichtes Frieren abnehmen

Durch Frieren nimmt man eher ab als durch Schwitzen. Häufige Temperaturwechsel stimulieren unsere Schlankheitsgene. Denn unser Genom – die Gesamtsumme aller Gene des Menschen – ist mit dem unserer Vorfahren identisch. Diese Vorfahren, ob nun Steinzeitmenschen oder später die Kelten und Germanen, hausten in primitiven Unterkünften und waren oft der Kälte ausgesetzt. Ihre Nahrung bestand zumeist aus deftigem Essen. Sie ermöglichte ihnen die Aufnahme von Energie, die für die Erzeugung der körpereigenen Wärme sorgte.

Die positiven Seiten der Gänsehaut

Die Menschen essen heute deftige und fette Kost und große Mengen an Kohlenhydraten. Aber sie kommen nicht mehr zum Frieren. Die Nahrung wird nicht mehr verheizt, sondern als Fettreserve angelegt. Deshalb empfehlen molekularbiologisch geschulte Schlankheitsexperten: Erzeugen Sie einen Zustand leichten Frierens, in dem der Körper sich gegen das Eindringen der Kälte wehrt und mit der so genannten Gänsehaut reagiert. Dieses Zeichen des Frierens ist ein genetisches Relikt aus uralten Tagen, als unsere Vorfahren noch vollständig behaart waren. Längst abgestorbene Haarzwiebeln richten sich auf, wo sich früher das Fell gesträubt hat. Tiere plustern sich bei Kälte auf, um Wärme zu speichern. Dabei verbrennt der Organismus jede Menge Depotfett. Das funktioniert auch beim Menschen.

Gehen Sie öfter mal in die Sauna! Die Temperaturreize kurbeln Ihren Stoffwechsel an und fördern damit die Fettverwertung des Organismus.

Der Körper liebt es heiß und kalt

Wenn wir durch beheizte Räume und warme Kleidung stets für eine gleichbleibende Körpertemperatur sorgen, dann verhalten sich die Schlankheitsgene passiv. Eine Diät mit molliger Kleidung im überheizten Zuhause bringt viel weniger als eine bei gleichzeitigem Kälteein-

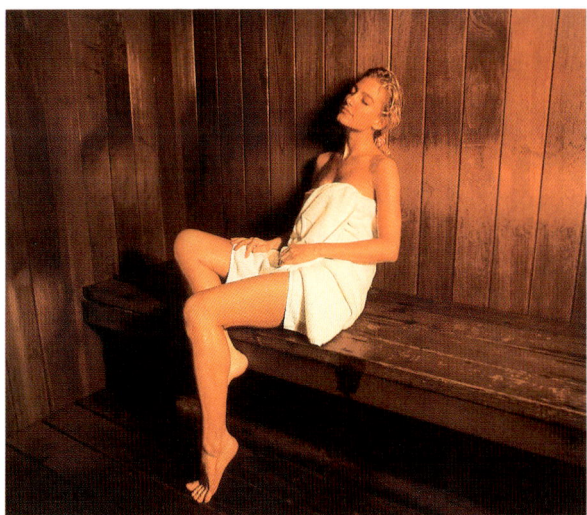

Temperaturreize zum Abnehmen: Noch wichtiger als der Saunagang ist die darauf folgende Abkühlung.

Starten Sie Ihren Spaziergang nicht zu dick eingepackt. Besser ist es, sich gegen die Kälte zu bewegen. Gehen Sie deshalb lieber etwas zügiger, damit es Ihnen von innen her warm wird.

fluss. Denn Stresshormone – wie die durch Kältereize ausgeschütteten – öffnen die Fettzellen, damit die Fettmoleküle verbrannt werden können.

Kälte nicht meiden

Meiden Sie die Kälte nicht, sondern lassen Sie es ruhig zu, dass Sie kurz einmal frieren. Selbstverständlich nur so lange, dass Sie Ihre Gesundheit nicht schädigen. Warten Sie nicht auf schönes Wetter, sondern machen Sie einen Spaziergang auch bei Regen und Schnee. Und kleiden Sie sich nicht zu warm, wenn Sie das Haus verlassen. Laufen Sie sich lieber warm.

Der Wechsel zwischen Wärme und Kälte zwingt den Organismus, sich extrem umzustellen. Ein solcher Stresszustand führt zu einer Lipolyse (Fettfreisetzung), die sogar über einen längeren Zeitraum hinweg anhalten kann. Sinnvoll ist auch der wöchentliche Besuch einer Sauna.

Abnehmen durch Kalt-warm-Reize

● Heiß-kalte Wechselduschen aktivieren die Schlankheitsgene, die ihrerseits unverzüglich Fettmoleküle zur Verbrennung anfordern.

● Die Räume in Haus oder Wohnung sollten niemals nur eine Temperatur aufweisen. Ideal ist, wenn Flur, Diele oder Treppenraum kühl sind, das Wohnzimmer oder Arbeitszimmer hingegen warm bzw. gut temperiert. Auch zwischen Bad, Küche und anderen Räumen lässt sich ein Wärmegefälle einrichten.

● In einer solchen Wohnung ist der Körper – oft ohne dass man es wahrnimmt – gezwungen, sich immer wieder auf eine andere Temperatur einzustellen. Dies geschieht bereits dann, wenn die Atemluft in der Diele nur um 0,5 °C kälter ist als die Luft im Badezimmer. Auch die Haut von Gesicht und Händen leitet solche feinen Temperaturschwankungen weiter, auf die unsere Gene innerhalb weniger Sekunden reagieren.

MINERALIEN AUF EINEN BLICK

	WICHTIG FÜR	ENTHALTEN IN	HILFT BEI
Kalzium	Knochen, Zähne Nerven, Muskeln, Blutgerinnung	Milch, Käse, Joghurt, Kräutern, grünem Blatt-gemüse	Nervosität, Angst- und Spannungs-zuständen, Muskel-schwäche
Chlor	Säure-Basen-Haushalt, Entgiftung, Hor-monproduktion	Kochsalz, Algen, Roggen, Oliven	Verdauungsbeschwer-den, Durchfall, Übelkeit, Gelenkschmerzen
Magne-sium	Immunabwehr, Enzyme, Nerven, Muskeltätigkeit, Zellenergie	Gemüse, Salat, Soja, Weizen, Meeresfrüchten, Nüssen	Muskelbeschwerden, nervösen Störungen, Antriebsschwäche, hohem Blutdruck
Phosphor	Zellstoffwechsel, Muskeltätigkeit, Knochen, Zähne, Nierenfunktion, Nervenimpulse, Gehirnzellen	Fleisch, Fisch, Geflügel, Eiern, Vollkorn, Samen, Nüssen	Mangelnder Vitalität, Muskelschwäche, Knochenbeschwerden, Zahnbeschwerden, Nervenschwäche, Nierenschwäche
Kalium	Flüssigkeits-haushalt, Nerven-impulse, Enzyme, Entgiftung, Zell-stoffwechsel	Orangen, Vollkorn, Bananen, Kar-toffeln, Sonnen-blumenkernen	Wachstumsstörungen, Muskelschwäche, Herzschwäche, Haut-krankheiten
Natrium	Flüssigkeits-haushalt, Säure-Basen-Haushalt, Muskelfunktion, Nervenimpulse, Entgiftung	Kochsalz, Fisch, Meeresfrüchten, Fleisch, Geflügel, Algen	Nervösen Störungen, Verdauungsbeschwer-den, Zahn- und Zahn-fleischbeschwerden, Beinkrämpfen
Schwefel	Bindegewebe, Haut, Haare, Nägel, Nerven, Durchblutung	Eigelb, Fisch, Fleisch, Milch, Käse, Gemüse, Nüssen	Haarausfall, brüchigen Nägeln, trockener Haut, Nervosität, Antriebs-schwäche, Arthritis

SPURENELEMENTE AUF EINEN BLICK

	WICHTIG FÜR	ENTHALTEN IN	HILFT BEI
Eisen	Produktion von Blutfarbstoff, Sauerstofftransport	Leber, Austern Herz, Zunge, Muskelfleisch, grünem Gemüse	Blutarmut, Sauerstoffmangel, Müdigkeit, Stress
Zink	Bindegewebe, Enzyme, Immunabwehr, Sexualfunktion	Vollkorn, Bierhefe, Weizenkleie, Weizenkeimen, Kürbis	Haarausfall, welker Haut, Gefäßleiden, schlechter Wundheilung, Nervosität
Kupfer	Eisenverwertung, Enzyme, Haut- und Haarfarbe, Nerven	Leber, Vollkorn, Meeresfrüchten, grünem Gemüse, Nüssen	Nerven- und Muskelschwäche, Blutmangel, Hautausschlag
Chrom	Blutzuckerspiegel, Kohlenhydratstoffwechsel	Bierhefe, Leber, Fleisch, Vollkorn, Rüben, Pilzen	Müdigkeit, Nervosität, Menstruationsbeschwerden
Jod	Schilddrüse, Zellenergie, Vitalität	Meeresfrüchten, Fisch, Jodsalz	Wachstumsstörungen, Übergewicht, Kropf
Selen	Immunschutz, Wachstum, Sehkraft, Sauerstoffversorgung, Zeugungskraft	Vollkorn, Knoblauch, Fleisch, Fisch, Krabben, Bierhefe, Leber	Allergieanfälligkeit, Infektionsanfälligkeit, Seh- und Herzschwäche
Mangan	Enzyme, Vitaminverwertung, Fettverwertung, Knochenbau, Blutbildung, Nerven, Gehirn	Eigelb, Vollkorn, Nüssen, Samen, grünem Gemüse, Bierhefe	Infektionsanfälligkeit, Knochenschwäche, Libidomangel, Nervenschwäche
Fluor	Knochen, Zähne, Fortpflanzung, Wachstum	Meeresfrüchten, Fisch, Fleisch, Käse, Teeblättern	Knochenschwäche, Karies

Über den Autor

Klaus Oberbeil, Medizinjournalist und Fachautor für Gesundheits- und Ernährungsthemen, ist bekannt aus zahlreichen Fernseh- und Radiosendungen sowie Beiträgen in großen Publikumszeitschriften. Er ist Spezialist für Molekularbiologie und Genforschung. Seine Informationen sammelt er vorwiegend in für Laien unzugänglichen Archiven und Bibliotheken internationaler Hochschulen sowie auf wissenschaftlichen Kongressen.

Literatur

Au, Franziska von: Hausrezepte gegen alle Krankheiten. Südwest Verlag. München 1996
Kriegisch, Dr. Norbert / Zittlau, Dr. Jörg: Das große Buch der gesunden Ernährung. Südwest Verlag. München 1997
Oberbeil, Klaus: Abnehmen durch Biostoffe. Südwest Verlag. 3. Auflage, München 1996
Oberbeil, Klaus: Neugeboren durch Biostoffe. Südwest Verlag. 5. Auflage, München 1997
Treutwein, Norbert: Übersäuerung – krank ohne Grund? Südwest Verlag. 3. Auflage, München 1997

Hinweis

Das vorliegende Buch ist sorgfältig erarbeitet worden. Dennoch erfolgen alle Angaben ohne Gewähr. Weder Autor noch Verlag können für eventuelle Nachteile oder Schäden, die aus den im Buch gemachten praktischen Hinweisen resultieren, eine Haftung übernehmen.

Bildnachweis

Albrecht Dirk, Meinerzhagen: Titel; Image Bank, München: 123 (Robert Holland); Kerth Ulrich, München: 107, 117; Mauritius, Mittenwald: 59 (Rosenfeld); Südwest Verlag, München: 1, 4, 6, 20, 53, 66, 96 (Christian Kargl/U. S.), 10, 83 (Hans Seidenabel), 28 (Claudia Rehm), 38, 55 (Ulla Kimmig), 45, 119 (Karl Newedel), 57, 61 (Peter Rees), 76, 98 (Nada Gotovac); Tony Stone, München: 30 (Christel Rosenfeld), 64 (Jeremy Walker), 73 (Christopher Arneson), 92 (Christel Rosenfeld), 111 (Tom Raymond)

Impressum
© 1998 Südwest Verlag GmbH & Co. KG, München

Alle Rechte vorbehalten. Nachdruck – auch auszugsweise – nur mit Genehmigung des Verlags.

Redaktion: Ruth Gelfert
Projektleitung: Dr. Alex Klubertanz
Redaktionsleitung und medizinische Fachberatung: Dr. med. Christiane Lentz
Bildredaktion: Ute Schoenenburg
Produktion: Manfred Metzger
Umschlag: Manuela Hutschenreiter, München
Layout: Wolfgang Lehner
DTP: Arthur Lenner

Printed in Italy
Gedruckt auf chlor- und säurearmem Papier

ISBN 3-517-08021-7